小児急性脳症
診療ガイドライン

2023

監修 日本小児神経学会

編集 小児急性脳症診療ガイドライン
改訂ワーキンググループ

診断と治療社

発刊にあたって

　日本小児神経学会は小児神経疾患の診療標準化を目指しており，2011 年にガイドライン統括委員会を発足させました．本学会ではこれまでに「熱性けいれん診療ガイドライン 2015」「小児急性脳症診療ガイドライン 2016」および「小児けいれん重積治療ガイドライン 2017」を発刊しました．このたび，「小児急性脳症診療ガイドライン 2016」を改訂し，「小児急性脳症診療ガイドライン 2023」を策定しました．本ガイドラインは，日本小児神経学会「小児急性脳症診療ガイドライン改訂ワーキンググループ（WG）」によって原案が作成され，本学会評価委員ならびに評議員による内部評価，関連学会と患者団体による外部評価，さらに Minds による AGREE II 評価を経て発刊に至りました．本ガイドライン策定に尽力されました本ガイドライン改訂 WG 委員ならびにご協力いただきました関連学会，患者団体の皆様，日本小児神経学会員の皆様には，心より感謝申し上げます．

　わが国における急性脳症の患者数は 1 年当たり 400〜700 人と推定され，致死率は 5％，神経学的後遺症は 35％ にみられます．2016 年版ガイドラインでは，小児急性脳症の定義や構成する症候群の診断基準等が示され，多くの臨床現場で参考にされてきました．急性脳症は症候群によって予後は大きく異なりますが，いずれも根本的治療法は確立されていません．治療介入により致死率と神経学的後遺症をいかに軽減するかが問われております．海外と比較しわが国で急性脳症が多いとはいえ，一施設が経験する症例数は限られており，ランダム化比較試験の検証は困難であり，小児急性脳症の治療についての質の高いエビデンスは極めて乏しいのが実情です．このような状況の中，本ガイドラインの改訂では，わが国の急性脳症の中で最も高頻度（約 30％）で神経学的後遺症を高率（約 60％）に認めるけいれん重積型（二相性）急性脳症（AESD）の体温管理療法に関してシステマティックレビューを実施し推奨文を作成しました．今後も急性脳症の早期診断法や治療開始基準の開発と予後を改善する治療方法の確立が急性脳症診療において望まれます．

　本ガイドラインで示された治療選択は画一的なものではなく，推奨は参考にすぎません．実際の治療に当たる場合，病院機能や医療環境がそれぞれ異なりますので，治療方針の決定は，主治医の総合的判断に基づいて行われるべきであることはいうまでもありません．急性脳症の治療には，適応外使用として使われている薬剤が多数あります．本ガイドラインでも，適応外使用薬もその旨を明記したうえで紹介しています．これらの薬剤の使用には，施設ごとに倫理的配慮を含めてご検討いただきたいと思います．さらに重要な点として，本ガイドラインは医療の質の評価，医事紛争や医療訴訟などの判断基準を示すものではないため，医療裁判に本ガイドラインを用いることは認めていません．

　本ガイドラインが，小児救急を担当する本学会員や小児科医，総合診療医他の皆様にとって，役立つものであることを願っています．本ガイドラインをご活用いただき，皆様からのフィードバックをいただくことにより，今後の改訂に役立てて参りたいと思います．

2022 年 11 月

日本小児神経学会
理事長　　　　　　　　　　　　　　加藤　光広
ガイドライン統括委員会担当理事　　前垣　義弘
ガイドライン統括委員会前委員長　　福田冬季子
ガイドライン統括委員会委員長　　　柏木　　充

序文（2023）

　日本小児神経学会では小児急性脳症診療ガイドライン改訂ワーキンググループが中心となり，「小児急性脳症診療ガイドライン 2016」（脳症 GL2016）の内容を更新するとともに，新たに CQ を加えて「小児急性脳症診療ガイドライン 2023」を刊行することとなりました．脳症 GL2016 は水口　雅先生（心身障害児総合医療療育センター・むらさき愛育園長，東京大学名誉教授）のリーダーシップのもと 2016 年に刊行され，従来あいまいであった「小児急性脳症」が「JCS 20 以上の意識障害が急性に発症し 24 時間以上持続する」と定義されました．急性脳症は 1 つの疾患ではなく，急性壊死性脳症（ANE），けいれん重積型（二相性）急性脳症（AESD），可逆性脳梁膨大部病変を有する軽症脳炎・脳症（MERS），難治頻回部分発作重積型急性脳炎（AERRPS）など複数の症候群で構成されます．各症候群に特徴的な臨床像・画像所見が脳症 GL2016 で詳細に記載され認知度が高まりました．実際に 2021 年に実施された小児急性脳症の施設アンケート（未発表データ）では，脳症 GL2016 を「とても」「ある程度」参考にしている施設は 98％（126/128 施設）に上っています．

　一方で，急性脳症がわが国の小児に好発し海外からの情報が乏しいこと，急性かつ重篤な中枢神経疾患で二重盲検試験がむずかしいこともあり，エビデンスレベルの高い治療法が確立していません．特に最も高頻度（約 40％）で神経予後不良（70％ に後遺症）な AESD の治療は重要な臨床課題となっています．「体温管理療法（脳低温・平温療法）は AESD 発症を予防するのか」，「ステロイドパルス療法は AESD の予後を改善するのか」は治療法の選択に重要な課題です．エビデンスレベルの高い論文は限定的であり，後方視的コホート研究が複数存在する「急性脳症を疑う患児に対して早期の体温管理療法（脳平温療法：目標体温 36℃）は非実施例に比べて AESD 発症リスク・後遺症リスクを低下させるか？」のみを CQ として設定し，Minds 2020 に基づくシステマティックレビューを実施し推奨文を作成しました．第 2 章以降の急性脳症の総論・各論記載は教科書としても使用できるよう Minds 2007 に準拠した脳症 GL2016 を踏襲しました．脳症 GL2016 に新たな情報を追記し，項目ごとに推奨と解説を掲載しました．

　本ガイドラインは 2021 年時点での，わが国における小児急性脳症研究の最大公約数的な到達点と思われます．小児急性脳症診療には未解決事項が残され，また定められた標準治療に例外が生じる場合があり得ますが，本ガイドラインが皆様の診療に少しでも役立ち，今後も一層充実して継続発刊できることを願って序文といたします．

2022 年 11 月

日本小児神経学会
小児急性脳症診療ガイドライン改訂ワーキンググループ委員長　　髙梨　潤一

序文（2016）

　2013年秋に構想された小児急性脳症診療ガイドラインの策定は2年半の歳月を経て2016年に結実し，刊行の運びとなりました．この間，多くの関係者のみなさまにたいへんお世話になりました．厚く御礼申し上げます．

　ガイドライン策定の背景と経過，様々な立場で参画していただいた方々のご尽力につきましては，Introductionの章で触れさせていただきます．この序文では，急性脳症が全体としてどのようなものであるか，それに応じて本ガイドラインがどのように作られているかを概観させていただきます．

　急性脳症をひとことで言えば，「感染症の経過中に生じる意識障害で，ある程度以上の重症度と時間経過を呈するもの」です．全体としてある程度のまとまりまたは共通性をもつグループである反面，急性壊死性脳症（ANE），けいれん重積型（二相性）急性脳症（AESD），脳梁膨大部脳症（MERS）など複数の症候群からなる雑多ないし不均一な集合体でもあります．1980年頃は急性脳症の研究が緒についたばかりで，古典的Reye症候群と診断されるたかだか数％の症例を除けば，他の大多数が「分類不能の急性脳症」のままという時代でした．しかしその後，急性脳症の研究は大きく進歩し，ANE（1993〜1995年），AESD（1999〜2004年），MERS（2004年）などの新しい症候群の確立を経て，2007年頃には症候群分類が一応定着しました．2016年現在では60％の症例が急性脳症のいずれかの症候群に分類されています．しかし現在もなお，残る40％の症例は「分類不能の急性脳症」のままであることも事実です．

　急性脳症の病態生理は複雑ですが，1996年以降の20年間に病因，病態の解明が進み，最近では，①代謝異常（特にミトコンドリアのエネルギー産生），②全身性炎症反応（いわゆるサイトカインストーム），③興奮毒性（けいれん重積状態を契機とする神経細胞死）の3つを主な病態と考える立場から，整理が進んでいます．症候群のうち代謝異常を主とするものとしては古典的Reye症候群，全身性炎症反応を主とするものとしてはANE，興奮毒性を主とするものとしてはAESDが代表的です．一方，この3つの病態は相互に関連しており（図1），急性脳症の重症例の一部ではうち2つないし3つが悪循環を形成しつつ，いずれも高度に達するために，かえって症候群としての特徴が不明瞭となり，①②③のどれにも分類しがたいような状態像になることがよくあります．このような症例は多くの場合重篤な経過を辿り，予後不良であることが多いのです．逆に，3つの病態がいずれも軽度にとどまるような軽症例では，意識障害の程度と持続という点では急性脳症の基準を一応満たすものの，臨床検査や頭部画像にこれといった異常所見を示さず，こちらも「分類不能」となります．幸いにしてこのような症例は軽症のまま経過し，自然に軽快して予後良好であることが多いことは周知のとおりです．

　本ガイドラインは前半で急性脳症の総論，後半で各論を記載しています．総論は急性脳症のすべての症例に当てはまる原則ですので，軽症〜中等症〜重症のすべてで，どの症候群でも分類不能の急性脳症でも活用していただきたいものです．一方，各論は主たる病態，前述の①②③別に分けて記載してあります．したがって，そのいずれか1つを主病態とする症候群では，例えば古典的Reye症候群なら代謝異常の章（第4章），ANEなら全身炎症反応の章（第5章），AESDならけいれん重積の章（第6章）といった具合に，該当する章を参照していただきたく思います．また，3つのうち2つ以上が合併するような重症例では，各論の複数の章を使っていただくことになりますし，反対に3つの病態がいずれも軽度にとどまる軽症例では，多くの場合，総論に記載された支持療法のみで十分と考えられます．

　本ガイドラインは急性脳症の共通性と不均一性の両方を踏まえたうえで編纂しました．しかし，その本態はとても複雑で，前述のような整理では捉えきれない面がありうることは否めません．そのこ

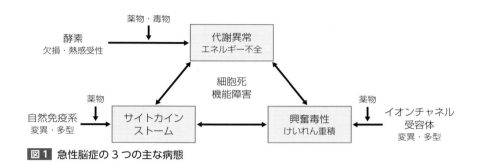

図1 急性脳症の 3 つの主な病態

とは，一部の症例における本ガイドラインの使いづらさにつながるかもしれません．本ガイドラインは急性脳症の研究の発展の初期段階で編纂されたものであり，未解決の問題点を多く抱えています．発刊後は，多くの方々に使っていただきながら問題点を指摘していただき，それらの問題を解決しながら，より良いガイドラインに育ててゆきたいと希望しております．

2016 年 7 月

日本小児神経学会
小児急性脳症診療ガイドライン策定委員会委員長　　水口　雅

小児急性脳症診療ガイドライン 2023 の概要

ガイドライン作成の経緯

「小児急性脳症診療ガイドライン 2016」（以下，脳症 GL2016）が発刊され 5 年が経過した．この間に急性壊死性脳症（ANE），けいれん重積型（二相性）急性脳症（AESD），可逆性脳梁膨大部病変を有する軽症脳炎・脳症（MERS），難治頻回部分発作重積型急性脳炎（AERRPS）など急性脳症症候群の認知度も高まり，各脳症症候群の臨床，画像，病態に関する知見が積み重なっている．また，2017年に第 2 回「急性脳症全国実態調査」が実施された．日本小児神経学会小児急性脳症診療ガイドライン改訂ワーキンググループ（以下，改訂 WG）では，脳症 GL2016 の改訂版を発行すべく 2020 年から改訂作業に着手した．近年のガイドライン作成においては，EBM 普及推進事業（Minds）から客観性のあるエビデンスに基づいた作成方法が推奨されており，「小児急性脳症診療ガイドライン 2023」（以下，本ガイドライン）も「Minds 診療ガイドライン作成マニュアル 2020」（以下，Minds 2020）にできるだけ準拠すべく検討を重ねた．

ガイドラインの目的

小児急性脳症はわが国の小児に好発する希少かつ重篤な急性疾患であり，小児急性脳症に関する情報はおもにわが国から発信されている．本ガイドラインの目的は，わが国における小児急性脳症の標準的な診断・治療・管理方法を提示し，患児の予後改善に益する情報を広く医療従事者，患児・家族，社会に提供することである．

改訂について

脳症 GL2016 は 2016 年に日本小児神経学会小児急性脳症診療ガイドライン策定委員会（水口　雅委員長）により「Minds 診療ガイドラインの作成の手引き 2007」（以下，Minds 2007）に基づき作成された．本ガイドラインでは CQ1 は Minds 2020 に基づき GRADE システムを取り入れて策定した．また第 2 章「急性脳症の概念と疫学」以降は，脳症 GL2016 を踏襲（Minds 2007 に準拠）し，各章を新たな情報を加えて更新した．

想定される利用対象者

本ガイドラインは，小児神経・小児感染症・小児救急・小児集中治療を行う医師のみならず広く小児診療にあたる医療従事者，患児・家族を想定して作成された．

使用上の留意点

ガイドラインは，あくまで作成時点で最も標準的と考えられる指針であり，実際の診療行為を規制するものではなく，その使用にあたっては診療環境の状況（人員，経験，設備など）や個々の患者の個別性を加味して，柔軟に使いこなすべきものである．本ガイドラインは治療方針を決定する際に，医療者や患児・家族が意思決定に際し参考にするための材料の 1 つにすぎず，医事紛争や医療訴訟における判断基準を示すものではない．記述内容に関しては学会が責任を負うが，診療結果についての責任は直接の診療担当者に帰属すべきであり，日本小児神経学会および本ガイドラインの作成委員は一切の責任を負わない．

ガイドラインの使い方

急性脳症についてはエビデンスレベルの高いデータは極めて乏しい現状である．本ガイドラインは作成時点でのエビデンスに基づいたものである．今後エビデンスが増加し，質が向上することに

より，推奨の内容や強さが変化する可能性がある．したがって，本ガイドラインに従った治療がエビデンスに基づいた治療になるとは限らない．

本ガイドラインは画一的な治療法を示したものではなく，遵守しなければならない規則ではない．実際の治療方針は，個々の患児の病状に応じ，医療環境や患児・家族の希望を考慮し，医療者の経験を踏まえて決定することが原則である．

本ガイドラインは急性脳症の急性期における診療に的を絞ったため，グリーフケアやリハビリテーションにふれていない．グリーフケアやリハビリテーションに関しては「インフルエンザ脳症の診療戦略」(https://www.childneuro.jp/uploads/files/about/influenzaencephalopathy2018.pdf)，およびグリーフケアに用いる「グリーフ・カード」は岡山大学小児科のホームページ(https://okapediatrics.med.okayama-u.ac.jp/download/)を参照されたい．重篤な疾患を持つ子どもの終末期医療についてのガイドライン「重篤な疾患を持つ子どもの医療をめぐる話し合いのガイドライン」は日本小児科学会ホームページ(http://www.jpeds.or.jp/uploads/files/saisin_120808.pdf)にあるので参照されたい．

急性脳症の患児の様々な状態・所見とそれに応じた診断と治療の大まかな流れ，本ガイドラインで参照すべき章については，次項のフローチャートを参照されたい．

ガイドライン作成手順

1 組織

本ガイドラインの前身である脳症 GL2016 は，日本小児神経学会のガイドライン統括委員会によって作成が決定され，小児急性脳症診療ガイドライン策定委員会により Minds 2007 に準拠し作成，発刊された．2016 年の初版発刊後，小児急性脳症診療ガイドライン策定委員会は，同改訂 WG と名称を改め 2020 年 9 月から改訂作業を開始した．改訂 WG には策定委員会委員がそのまま残り，さらに永瀬裕朗委員（神戸大学小児科）が新たに参加した．

2 ガイドライン作成の資金源

本ガイドラインは日本小児神経学会の経費負担により作成され，診断と治療社から出版された．ガイドラインの売上げによる利益は作成にかかった経費に充当するものとする．資金提供者の見解や利益が，ガイドラインの内容に影響を与えたことはない．

3 利益相反

本ガイドライン作成にかかわる全委員は「役員・委員長・倫理委員・COI 委員の COI 自己申告書」を日本小児神経学会理事長に提出した．日本小児神経学会の基準にて経済的 COI は，ガイドライン統括委員会，改訂 WG，外部評価委員全員において認められなかった．CQ1 の推奨決定会議において，永瀬委員が責任著者となる論文が定性的システマティックレビューの対象となったため，推奨の強さ・エビデンスの強さの投票に不参加とした．

4 作成手順

小児急性脳症はわが国の小児に好発する希少難病であり，エビデンスレベルの高い研究がごく少ない．この点を Minds GL 作成相談会にて相談（2021.8.11）したところ，希少難病については定性的システマティックレビューでの CQ 設定を可とする前向きな回答を得た．これを踏まえ，改訂 WG 会議（2021.9.16）で Minds 2020 に準拠した CQ を設定することを決定した．重要臨床課題を「最も高頻度で神経予後不良なけいれん重積型（二相性）急性脳症（AESD）の治療方針」とし，改訂 WG のうち 2 名（髙梨・今高）でシステマティックレビューを行った．CQ に関する文献検索は，2014 年 5 月から 2021 年 1 月までの新たな文献を PubMed，医学中央雑誌データベースを用いて行い，適宜ハンドサーチも実施した．言語は日本語と英語を対象とした．文献をレビューし研究方法と PICO が CQ に一致する論文を選択し対象論文とした．最終的に CQ は CQ1「体温管理療法（脳平温療法：目標体温 36℃）を実施可能な施設において，急性脳症を疑う患児に対する本療法の実施は AESD への進展，後遺症，重篤な有害事象を考慮した場合有用か？」の 1 件のみとなった．2021 年 11 月に改訂 WG で推奨度決定会議を行い（コロナ禍のため WEB 開催），CQ における推奨度の決定を行った．

この決定に基づき，担当委員が CQ 解説文の執筆を行った．

第 2 章以降の急性脳症の総論・各論記載は教科書としても使用できるよう Minds 2007 に準拠した脳症 GL2016 を踏襲した．脳症 GL2016 の各章の担当者が，原則そのまま改訂版の同じ章を担当した．CQ 同様に 2014 年 5 月から 2021 年 1 月までの新たな文献を PubMed，医学中央雑誌から検索し，必要に応じてハンドサーチも実施し推奨，解説文の案を作成した．推奨は本ガイドラインを使用する医師が短時間で理解できるように簡潔に作成し，解説文で根拠となる論文の紹介や考察を記載した．急性脳症の診断・治療には現時点で適応外とされている検査や治療を用いることがありうるので，それらについては適応外であることを注釈に加えて，それらを用いることの益と害のバランスについて慎重に検討し記述した．「第 4 章 -3. 急性脳症全般に対する体温管理療法（脳低温療法：目標体温 32〜35℃，脳平温療法：目標体温 36℃）」，「第 7 章 -1. けいれん重積型（二相性）急性脳症（AESD）の診断と治療」に，CQ1 に関連した推奨が追記された以外に，脳症 GL2016 から推奨グレードが変化した章はなかった．

第 2 から 4 章に急性脳症の総論，第 5 章以降で主たる病態すなわち ①代謝異常（特にミトコンドリアのエネルギー産生），②全身性炎症反応（いわゆるサイトカインストーム），③興奮毒性（グルタミン酸などによる神経細胞障害）に分けて記載した．この 3 つの病態は相互に関連しているので，いずれか 1 つを主たる病態とする場合は該当する章を参照し，複数が合併する重症例では各論の複数の章を参照することになる．一方で 3 つの病態が軽度にとどまる軽症例では，総論に記載された支持療法で十分と考えられる．急性脳症の診断・治療には現時点で適応外とされている検査や治療を用いることがありうるので，それらについては適応外であることを注釈に加えて，それらを用いることの益と害のバランスについて慎重に検討し記述した．

5 **外部評価**

CQ1 と以降の急性脳症の総論・各論記載案は，執筆者以外の改訂 WG 委員による内部査読を受け修正を加えた．質の改善，推奨草案へのフィードバック，適用可能性と実現可能性の評価，エビデンスの普及などを目的に，日本小児科学会，日本小児感染症学会，日本小児救急医学会に外部評価（自由回答）を依頼した．患者ないし保護者の会が存在しないため，患児保護者数名に外部評価を依頼したが，特にご要望・ご意見はいただかなかった．パブリックコメントを日本小児神経学会ホームページ上で学会員から収集するとともに改訂 WG に属さない評価委員によるエキスパート査読を受けて，ガイドライン案を修正した．いただいたご意見に対する対応は，日本小児神経学会のホームページ上で公開した．Minds に AGREE II に沿った公開前評価を依頼し，その結果に基づいて最終的な修正を加えた．

6 **GRADE に基づく推奨の強さ，エビデンスの強さ**

本ガイドラインは Minds 2020 に準拠した CQ1 と Minds 2007 に準拠した急性脳症の総論・各論（脳症 GL2016 のアップデート）で構成されている．

本ガイドラインでは CQ は 1 件のみである．その推奨の強さは，科学的根拠だけでなく，日常臨床で介入することによって起こる益と害のバランスおよび患者の希望の一貫性，経済的視点等を踏まえて，行うことをどの程度推奨するのかを決定した．「推奨の強さ」は Mind 2020 に基づき，「画像診断ガイドライン 2021 年版」を参考にして 4 段階に分けた（**表 1**）．

「エビデンスの確実性（強さ）」は推奨文の中に「強」「中」「弱」「とても弱い」の 4 段階で表示した（**表 2**）．CQ に設定したアウトカムすべてにおいて，全体的なエビデンスが強いほど推奨は "強く" なる．逆に全体的なエビデンスが弱いほど，推奨は "弱く" なる．エビデンスの強さの決定の基本原則は，その効果推定値に対する確信が，その推奨を支持するうえでどの程度十分かを表している．

第 2 章以降の急性脳症の総論・各論は Minds 2007 に準拠しており，推奨グレードを**表 3** に示す．脳症 GL2016 と同様，急性脳症に関しては多くがグレード C（行うよう勧めるだけの根拠が明確でない）であることが事前に予想されたため，このグレードを C1（科学的根拠はないが，行うことを考慮してよい）と C2（科学的根拠はないが，行わないことを考慮してよい）とにさらに分割した．

表1 CQ1 推奨の強さ

推奨の強さ	推奨文
1	行うことを強く推奨する
2	行うことを弱く推奨する
3	行わないことを弱く推奨する
4	行わないことを強く推奨する

「行う・行わない」のいずれの推奨も困難なものについては「推奨なし」と記載.

表2 CQ1 推奨決定のためのエビデンスの確実性（強さ）

A（強）	効果の推定値に強く確信がある
B（中）	効果の推定値に中程度の確信がある
C（弱）	効果の推定値に対する確信は限定的である
D（とても弱い）	効果の推定値がほとんど確信できない

表3 第2章以降の急性脳症の総論・各論で用いた推奨グレード

推奨グレード	内容
A	強い科学的根拠があり，行うよう強く勧められる
B	科学的根拠があり，行うよう勧められる
C1	科学的根拠はないが，行うことを考慮してよい
C2	科学的根拠はないが，行わないことを考慮してよい
D	無効性あるいは害を示す科学的根拠があり，行わないよう勧められる

ガイドラインの普及，改訂と推奨の実施に向けて

　本ガイドラインは診断と治療社より出版物として刊行し，その販売を通じて普及に努める．また，日本小児神経学会の学術集会におけるシンポジウムや若手医師を対象とする講演会などで本ガイドラインを解説することにより，小児科医，小児神経科医を対象に内容の普及と啓発を進める．発刊一定期間の後，日本小児神経学会ないし厚生労働科学研究班（小児急性脳症研究班，https://encephalopathy.jp）のホームページから公開し，医療者以外の一般市民，日本国外の医療者・市民を含めた広い範囲への普及を目指している．

　本ガイドラインの改訂に関しては刊行後5年を目標とし，一部委員を入れ替えた改訂WGにおいて準備を進める．本ガイドラインの普及および活用状況を評価するため，改定WGおよび厚生労働科学研究班（小児急性脳症研究班）が連携して小児医療機関にアンケート調査を実施し，本ガイドラインの適用状況や推奨の遵守状況を監査するとともに，推奨の導入による影響を評価して，今後の改訂版ガイドラインに反映する．次回の改訂では，第2章以降の重要臨床課題（特にAESDに対するステロイド治療の有効性）についてCQとして取り上げること，出血性ショック脳症症候群（HSES）についての記載を追加することを予定したい．

　日本の小児救急医療，小児集中治療の体制については近年，改善が進められてきている．しかし，これらの体制が未整備ないし不十分なため，中等症〜重症の急性脳症の患児の診療への対応が，現実としては極めて困難な地域も少なくない．この現実は本ガイドラインの体温管理療法（CQ1，第4章-3），けいれん重積・遷延状態への対応（第4章-1）や急性脳症の全身管理（第4章-2）における

推奨を実施する際の最大の障害である．今後，本ガイドラインの推奨に記されたような理想に近い医療をすべての地域の患児に対して実施できるよう，現実の小児医療体制の整備をさらに進めるべきである．

　なお，本ガイドライン作成関連資料(改訂版作成過程，パブリックコメント〈外部評価〉返答リスト)は厚生労働科学研究班(小児急性脳症研究班)のホームページに掲載(https://encephalopathy.jp)した．

●急性脳症の診療フローチャートと本ガイドラインの使い方

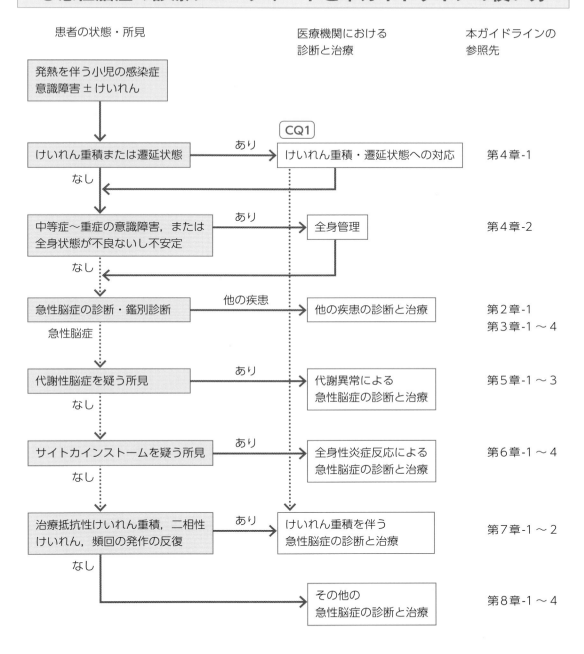

患者の状態・所見

医療機関における
診断と治療

本ガイドラインの
参照先

発熱を伴う小児の感染症
意識障害 ± けいれん

↓

けいれん重積または遷延状態 ──あり──→ 　CQ1　
けいれん重積・遷延状態への対応 　　第4章-1

なし

中等症〜重症の意識障害，または
全身状態が不良ないし不安定 ──あり──→ 全身管理 　　第4章-2

なし

急性脳症の診断・鑑別診断 ──他の疾患──→ 他の疾患の診断と治療 　　第2章-1
第3章-1〜4

急性脳症

代謝性脳症を疑う所見 ──あり──→ 代謝異常による
急性脳症の診断と治療 　　第5章-1〜3

なし

サイトカインストームを疑う所見 ──あり──→ 全身性炎症反応による
急性脳症の診断と治療 　　第6章-1〜4

なし

治療抵抗性けいれん重積，二相性
けいれん，頻回の発作の反復 ──あり──→ けいれん重積を伴う
急性脳症の診断と治療 　　第7章-1〜2

なし

その他の
急性脳症の診断と治療 　　第8章-1〜4

小児急性脳症診療ガイドライン 2023　作成組織

監修
日本小児神経学会

編集
小児急性脳症診療ガイドライン改訂ワーキンググループ

小児急性脳症診療ガイドライン改訂ワーキンググループ

■委員長
髙梨　潤一　東京女子医科大学八千代医療センター小児科(兼システマティックレビューチーム・千葉県)

■委員
市山　高志　鼓ヶ浦こども医療福祉センター小児科(山口県)

今高　城治　獨協医科大学医学部小児科学(兼システマティックレビューチーム・栃木県)

奥村　彰久　愛知医科大学小児科(愛知県)

後藤　知英　神奈川県立こども医療センター神経内科(神奈川県)

佐久間　啓　東京都医学総合研究所脳・神経科学研究分野(東京都)

永瀬　裕朗　神戸大学大学院医学研究科内科系講座小児科学分野(兵庫県)

水口　雅　心身障害児総合医療療育センターむらさき愛育園，東京大学医学部(東京都)

村山　圭　千葉県こども病院代謝科(千葉県)

山形　崇倫　自治医科大学小児科(栃木県)

山内　秀雄　埼玉医科大学小児科(埼玉県)

日本小児神経学会ガイドライン統括委員会

■担当理事
前垣　義弘　鳥取大学医学部脳神経医科学講座脳神経小児科学分野

■前委員長
福田冬季子　浜松医科大学医学部医学科浜松成育医療学講座

■委員長
柏木　充　市立ひらかた病院小児科

■委員
稲垣　真澄　鳥取県立鳥取療育園

是松　聖悟　埼玉医科大学総合医療センター小児科

白石　秀明　　北海道大学病院小児科・てんかんセンター

■アドバイザー

福田冬季子　　浜松医科大学医学部医学科浜松成育医療学講座

評価委員

三山佐保子　　東京都立小児総合医療センター神経内科
阿部　裕一　　国立成育医療研究センター神経内科
吉良龍太郎　　福岡市立こども病院小児神経科

外部評価

日本小児科学会
日本小児感染症学会
日本小児救急医学会
小児急性脳症患児のご家族

Minds ガイドライン作成相談

森實　敏夫　　日本医療機能評価機構　客員研究主幹

目次

第1章 ▶ クリニカルクエスチョン

第2章 ▶ 急性脳症の概念と疫学

第3章 ▶ 急性脳症の診断と検査

第4章 ▶ 全身管理と体温管理療法(脳低温・平温療法)

CQ1(Minds 2020 に準拠)

　CQ1「体温管理療法(脳平温療法：目標体温 36℃)を実施可能な施設において，急性脳症を疑う患児に対する本療法の実施は AESD への進展，後遺症，重篤な有害事象を考慮した場合有用か？」に対する推奨としては下記である(Minds 2020 に準拠)．

　発熱に伴い下記を満たす症例に対し 36℃ を目標体温とした早期(24 時間以内)の体温管理療法は，AESD への進展，後遺症リスクを低下させるため，実施することを弱く推奨する
　1)または 2)，かつ 3)を満たす
　　1)難治けいれん性てんかん重積状態
　　2)6 時間以上続く意識障害
　　3)多臓器障害を疑わない(例：神経症状出現後 6 時間以内の AST < 90 U/L)

推奨度　2(弱い推奨)／エビデンスの確実性(強さ)　D(とても弱い)

急性脳症の総論・各論(第 2 章から第 8 章)の推奨(Minds 2007 に準拠)

・推奨グレードは xi ページ 表3 を参照．
・脳症 GL 2016 からの推奨グレードの変更は，第 4 章 -3，第 7 章 -1 のみである．
・推奨グレード一覧では，「推奨」から診断や治療に関する文(推奨グレードつき)だけを抜粋した．
・「推奨」には注を付している場合があるが，ここでは示していない．必ず本文の「推奨」を参照されたい．
・「推奨」にある，疫学や予後に関する文(推奨グレード該当せず)はここでは省略した．これらについては本文を参照されたい．

◉第 2 章　急性脳症の概念と疫学

　(略)

◉第 3 章　急性脳症の診断と検査

1 急性脳症の診断に必要な診察と検査，タイミング

　1.急性脳症を疑う場合，意識障害・神経学的異常を主とした臨床症状の評価，頭部画像，脳波検査，血液検査／尿検査を行う　推奨グレード B

　2.判断に迷う場合，ある時間的間隔をあけて再度評価・検査を行う　推奨グレード C1
　　1)病初期において各種検査で異常が認められず，数日の経過で症状や検査異常が顕在化する急性脳症も存在する(たとえば，けいれん重積型〈二相性〉急性脳症〈AESD〉)
　　2)設備や時間帯などの状況により各種検査の実施がむずかしい場合は，実施可能な医療機関への転送を検討する
　　3)他の疾患との鑑別などに備えて，急性期の残検体を保存する

2 急性脳症の鑑別診断

　(略)

3 急性脳症の画像診断

　1.急性脳症の診断に画像検査(CT ないし MRI)を行うことが推奨される　推奨グレード B

2. 急性壊死性脳症（ANE）推奨グレードB，けいれん重積型（二相性）急性脳症（AESD）推奨グレードB，可逆性脳梁膨大部病変を有する軽症脳炎・脳症（MERS）推奨グレードB では MRI が特徴的な所見を呈し，診断の根拠となる

4 急性脳症の脳波検査

1. 急性脳症では，診断や治療に関する有用な情報が得られる可能性があるため，脳波検査を行うことが推奨される 推奨グレードB

2. 通常脳波あるいは amplitude-integrated EEG（aEEG）を用いた長時間持続モニタリングも有用であり，可能な施設では実施することが推奨される 推奨グレードB

3. 急性脳症では脳波異常が高率であり，おもな異常所見としては全般性／片側性／局在性の徐波化や発作の存在があげられる 推奨グレードB

◉第4章 全身管理と体温管理療法（脳低温・平温療法）

1 けいれん性てんかん重積・けいれん性てんかん遷延状態への対応

1. 治療の留意点：けいれん性てんかん重積・けいれん性てんかん遷延状態の治療では，全身管理を行いながら，けいれん持続時間に応じた適切な薬物治療の選択を行う 推奨グレードA
   急性脳症の早期診断にはけいれん後の意識状態の評価が重要であるので，必要以上の抗けいれん薬の投与を行わないことを考慮する 推奨グレードC1

2. 非経静脈的治療法：けいれん遷延状態に対する非経静脈的治療法としてミダゾラムの頬粘膜投与，鼻腔内投与，筋肉内注射投与を行う 推奨グレードB
   医療機関来院時におけるジアゼパム坐薬の直腸内投与は推奨されない 推奨グレードC2

3. 経静脈的治療法：けいれん性てんかん重積・けいれん性てんかん遷延状態に対する経静脈的治療法の第一選択薬としてミダゾラム，ロラゼパム，ないしジアゼパムを投与し 推奨グレードB，第二選択薬としてホスフェニトイン，フェニトイン，レベチラセタム，ないしフェノバルビタールを急速静脈投与する 推奨グレードB．難治けいれん性てんかん重積状態に対してミダゾラムの持続静注，チオペンタールないしチアミラールの急速静注・持続静注を行う 推奨グレードB

2 急性脳症の全身管理

1. 中等症〜重症の急性脳症に対しては，全身管理を行うための適切なモニター装置を使用し，全身状態をできうる限り改善・維持するための支持療法を行う 推奨グレードA
   1) PALS2020 に準拠した初期蘇生
   2) 三次救急医療施設ないしそれに準ずる施設への搬送
   3) 必要な場合，集中治療室（ICU）への入室
   4) 呼吸，循環，中枢神経，体温，血糖・電解質，栄養を含む全身管理

3 急性脳症全般に対する体温管理療法
（脳低温療法：目標体温 32〜35℃，脳平温療法：目標体温 36℃）

1. CQ1 を参照

2. CQ1 以外に小児の急性脳症における体温管理療法（脳低温・平温療法）の有効性に関する明確なエビデンスはない 推奨グレードなし

◉第5章 代謝異常による急性脳症

1 先天代謝異常症による急性脳症の特徴

2. また，急性脳症に加え，下記の症状があるようであれば，背景に先天代謝異常症を疑って検索を進めていく必要がある 推奨グレードB
   1) 感染症や絶食後の急激な全身状態の悪化
   2) 特異的顔貌・皮膚所見・体臭・尿臭
   3) 代謝性アシドーシスに伴う多呼吸，呼吸障害
   4) 成長障害や知的障害
   5) 心筋症
   6) 肝脾腫（脾腫のない肝腫大，門脈圧亢進所見のない脾腫）
   7) 関連性の乏しい多臓器にまたがる症状の存在
   8) 特異な画像所見
   9) 先天代謝異常症の家族歴

2 先天代謝異常症の診断と検査

1. 急性脳症をきたし，先天代謝異常症が疑われる際は，最初に first line 検査を実施する `推奨グレード B`

2. その結果を踏まえて，second line 検査を進めていく．また，来院時に second line 検査に必要な検体 (critical sample) を採取しておくことを考慮するとよい `推奨グレード B`
   first line 検査 `推奨グレード B，遊離脂肪酸のみ推奨グレード C1`
   血糖，血液ガス，アンモニア，乳酸 / ピルビン酸 (L/P)，血中ケトン体 / 尿中ケトン体 / 遊離脂肪酸
   second line 検査 `推奨グレード B`
   1) 血清または血漿：アミノ酸分析，カルニチン 2 分画，アシルカルニチン分析 (タンデムマス分析)
   2) 尿：尿中有機酸分析，(必要に応じて) 尿中アミノ酸分析
   3) 濾紙血：濾紙血タンデムマス分析

3 ミトコンドリア救済の治療

1. ミトコンドリア救済薬の有効性は確立していないが，特別な病態に有効例が報告されている．さらに，先天代謝異常症以外の急性脳症に対するこれらの治療薬の有効性の報告はほとんどないが，ビタミン B_1，カルニチンなどは，代謝異常の診断確定前の脳症例に使われることがある (**表 1**) `推奨グレードは表 1 の通り`

◉第 6 章　全身性炎症反応による急性脳症

1 炎症のマーカー

(略)

2 副腎皮質ステロイドの意義，適応，方法

1. サイトカインストーム型では副腎皮質ステロイドの投与を考慮するとよい `推奨グレード C1`
   1) 急性壊死性脳症 (ANE) では予後を改善させることが期待できる
   2) 他のサイトカインストーム型の症例でも効果が期待される
   3) メチルプレドニゾロンパルス療法が一般的である

3 ガンマグロブリンと血液浄化の意義，適応，方法

1. ガンマグロブリン投与と血液浄化療法については，サイトカインストーム型など炎症が病態に関与する急性脳症では理論上効果が期待されるが，エビデンスはない `推奨グレードなし`

4 急性壊死性脳症 (ANE) の診断と治療

1. 急性壊死性脳症 (ANE) は，臨床症状・検査所見・画像所見を組み合わせて総合的に診断する．両側対称性の視床病変が特徴的であるが，同様の画像所見を呈する疾患との鑑別を行う必要がある `画像検査の推奨グレード B`

2. ANE の治療としては，発症後早期のステロイドパルス療法が推奨される `推奨グレード B`
   ガンマグロブリン大量療法や脳低温・平温療法の効果は現時点では明確になっていない `推奨グレードなし`

◉第 7 章　けいれん重積を伴う急性脳症

1 けいれん重積型 (二相性) 急性脳症 (AESD) の診断と治療

2. 診断は二相性の臨床像と特徴的な画像所見による `MRI 検査の推奨グレード B`

3. 治療は支持療法を基盤とする `推奨グレード B`

4. 体温管理療法 (脳平温療法：目標体温 36℃) に関しては CQ1 を参照

5. CQ1 以外に現時点でエビデンスのある特異的治療・特殊治療は存在しない `推奨グレードなし`

2 難治頻回部分発作重積型急性脳炎 (AERRPS) の診断と治療

1. 難治頻回部分発作重積型急性脳炎は，てんかんや神経疾患の既往のない人に生じた，発熱に続く極めて難治かつ頻回の焦点性けいれん性てんかん重積状態 (CSE) を呈する疾患と定義される．診断は器質的・中毒性・代謝性疾患など既知疾患の除外に基づいて下される．髄液・脳波・頭部 MRI 所見は疾患に特異的ではないものの診断の参考となる `推奨グレード C1`

2. 高用量バルビツレートを中心とする抗てんかん薬による治療が中心となるが，バルビツレートの長期投与による弊害が指摘されているため投与期間は極力短くするべきである `推奨グレード C1`

3. 一部の例でケトン食療法や抗サイトカイン療法が有効である可能性がある `推奨グレード C1`

◉第8章 その他の急性脳症

1 Dravet 症候群に合併した脳症の診断と治療

3. 重積する発作を抑制することができてもその後の意識の回復が悪いときには，急性脳症の合併を疑い集中治療を行う必要がある　推奨グレード B

2 先天性副腎皮質過形成に伴う脳症の診断と治療

2. 発症時にはブドウ糖含有生理的食塩水の急速点滴投与，ステロイドパルス療法の実施を考慮してよい　推奨グレード C1

3 可逆性脳梁膨大部病変を有する軽症脳炎・脳症(MERS)の診断と治療

2. 診断は比較的軽症で予後良好な神経症状と，特徴的な画像所見(脳梁膨大部の可逆性拡散能低下)による　MRI 検査の推奨グレード B

3. 治療は支持療法を基盤とする　推奨グレード B

4. 現時点でエビデンスのある特異的治療・特殊治療は存在しない　推奨グレードなし

5. 典型軽症例には，ステロイドパルス療法，ガンマグロブリン大量療法を必ずしも実施する必要はない　推奨グレード C2

4 腸管出血性大腸菌(EHEC)感染症に併発する脳症の診断と治療

2. 診断は臨床症状と画像診断に基づく．脳症を疑った段階で頭部画像検査(CT または MRI)　推奨グレード B　と脳波検査　推奨グレード B　を行う

3. 治療は支持療法を基盤とする　推奨グレード B

4. 特異的治療として，ステロイドパルス療法の実施を検討してもよい　推奨グレード C1

略語一覧

略語	名称(英語)	名称(日本語)	注(同義語など)
ACTH	adrenocorticotropic hormone	副腎皮質刺激ホルモン	
ADC	apparent diffusion coefficient	みかけの拡散係数	
ADEM	acute disseminated encephalomyelitis	急性散在性脳脊髄炎	
aEEG	amplitude-integrated electroencephalography	(振幅統合脳波)	
AEFCSE	acute encephalopathy with febrile convulsive status epilepticus	けいれん重積型急性脳症	＝AESD
AESD	acute encephalopathy with biphasic seizures and late reduced diffusion	けいれん重積型(二相性)急性脳症	二相性急性脳症(略称)
AERRPS	acute encephalitis with refractory, repetitive partial seizures	難治頻回部分発作重積型急性脳炎	≒FIRES
AFBN	acute focal bacterial nephritis	急性巣状細菌性腎炎	
AIEF	acute infantile encephalopathy predominantly affecting the frontal lobes	前頭葉を主として障害する乳幼児急性脳症	≒AESP
ALT	alanine transaminase	アラニンアミノトランスフェラーゼ	＝GPT
ANE	acute necrotizing encephalopathy	急性壊死性脳症	
AR	autosomal recessive	常染色体潜性(劣性)	
ARG	arginase	アルギナーゼ	
ASL	argininosuccinate lyase	アルギニノコハク酸リアーゼ	
ASL	arterial spin labeling	動脈スピンラベリング	
ASS	argininosuccinate synthetase	アルギニノコハク酸合成酵素	
AST	aspartate transaminase	アスパラギン酸アミノトランスフェラーゼ	＝GOT
β_2-MG	β_2-microglobulin	β_2-ミクログロブリン	
BCAA	branched chain amino acid	分枝鎖アミノ酸	
BCKA	branched chain keto acid	分枝鎖ケト酸	
BQ	background question	バックグラウンドクエスチョン	
BTA	bright tree appearance		
BUN	blood urea nitrogen	尿素窒素	
CACT	carnitine acylcarnitine translocase	カルニチンアシルカルニチントランスロカーゼ	
CHDF	continuous hemodiafiltration	持続血液濾過透析	
CK	creatine kinase	クレアチンキナーゼ	
Co	coenzyme	コエンザイム(補酵素)	
CPS	carbamoyl phosphate synthetase	カルバミルリン酸合成酵素	
CPS	complex partial seizure	複雑部分発作	＝FIAS
CPT	carnitine palmitoyl transferase	カルニチンパルミトイルトランスフェラーゼ	
Cre	creatinine	クレアチニン	
CRP	C-reactive protein	C反応性蛋白	
CSE	convulsive status epilepticus	けいれん性てんかん重積状態	
CT	computed tomography	コンピュータ断層撮影	
CQ	clinical question	クリニカルクエスチョン	
DIC	disseminated intravascular coagulation	播種性血管内凝固	
DWI	diffusion-weighted imaging	拡散強調像	

略語	名称(英語)	名称(日本語)	注(同義語など)
EBP	extracorporeal blood purification	体外循環血液浄化療法	
EHEC	enterohemorrhagic *Escherichia coli*	腸管出血性大腸菌	
ETF	electron transfer flavoprotein	電子伝達フラビン蛋白	
ETFDH	electron transfer flavoprotein dehydrogenase	電子伝達フラビン蛋白脱水素酵素	
FAD	flavin adenine dinucleotide	フラビン アデニン ジヌクレオチド	
FFP	fresh frozen plasma	新鮮凍結血漿	
FIAS	focal impaired awareness seizure	焦点意識減損発作	＝CPS
FIRDA	frontal intermittent rhythmic delta activity	前頭部間欠性律動性デルタ活動	
FIRES	febrile infection-related epilepsy syndrome	(発熱性感染症関連てんかん症候群)	≒ AERRPS
FLAIR	fluid attenuated inversion recovery	(水抑制画像)	
GABA	gamma-aminobutyric acid	ガンマアミノ酪酸	
GAD	glutamic acid decarboxylase	グルタミン酸脱炭酸酵素	
GCS	Glasgow Coma Scale	グラスゴーコーマスケール	
GFAP	glial fibrillary acidic protein	グリア線維性酸性蛋白	
Gln	glutamine	グルタミン	
Glu	glutamate	グルタミン酸	
Hb	hemoglobin	ヘモグロビン	
HH	hemiconvuslsion-hemiplegia	片側けいれん片麻痺	
HHE	hemiconvuslsion-hemiplegia-epilepsy	片側けいれん片麻痺てんかん	
HHH	hyperornithinemia-hyperammonemia- homocitrullinuria	高オルニチン血症・高アンモニア血症・ホモシトルリン尿症	
HHV	human herpesvirus	ヒトヘルペスウイルス	
HSES	hemorrhagic shock and encephalopathy syndrome	出血性ショック脳症症候群	
Ht	hematocrit	ヘマトクリット	
HUS	hemolytic uremic syndrome	溶血性尿毒症症候群	
IL	interleukin	インターロイキン	
JCS	Japan Coma Scale	ジャパンコーマスケール	
L / P	lactate / pyruvate	乳酸 / ピルビン酸	
LDH	lactate dehydrogenase	乳酸脱水素酵素	
LIF	leukemia inhibitory factor	白血症阻止因子	
LPDs	lateralized periodic discharges	一側性周期性放電	
MCAD	medium-chain acyl-CoA dehydrogenase	中鎖アシル CoA 脱水素酵素	
MELAS	mitochondrial myopathy, encephalopathy, lactic acidosis, and stroke-like episodes	ミトコンドリア脳筋症・乳酸アシドーシス・脳卒中様発作症候群	
MERS	mild encephalitis / encephalopathy with a reversible splenial lesion	可逆性脳梁膨大部病変を有する軽症脳炎・脳症	脳梁膨大部脳症(略称)
MIF	macrophage migration inhibitory factor	マクロファージ遊走阻止因子	
MMP	matrix metalloproteinase	マトリックスメタロプロテアーゼ	
mPSL	methylprednisolone	メチルプレドニゾロン	
MRI	magnetic resonance imaging	核磁気共鳴撮影	
MRS	magnetic resonance spectroscopy	MR スペクトロスコピー	
MS	multiple sclerosis	多発性硬化症	
MSUD	maple syrup urine disease	メープルシロップ尿症	
NAA	*N*-acetyl aspartate	*N*- アセチルアスパラギン酸	
NAGS	*N*-acetylglutamate synthase	*N*- アセチルグルタミン酸合成酵素	

略語	名称（英語）	名称（日本語）	注（同義語など）
NCSE	nonconvulsive status epilepticus	非けいれん性てんかん重積状態	
NMDA	N-methyl-D-aspartate	N- メチル -D- アスパラギン酸	
NORSE	new-onset refractory status epilepticus	（初発難治性てんかん重積状態）	
NSE	neuron specific enolase	神経細胞特異的エノラーゼ	
OCTN	organic cation transporter	有機カチオントランスポーター	カルニチントランスポーター
OHdG	hydroxydeoxyguanosine	ヒドロキシデオキシグアノシン	
OPN	osteopontin	オステオポンチン	
OIRDA	occipital intermittent rhythmic delta activity	後頭部間欠性律動性デルタ活動	
ORNT	ornithine / citrulline antiporter	オルニチンシトルリンアンチポーター	
OTC	ornithine transcarbamylase	オルニチントランスカルバミラーゼ	
PDHC	pyruvate dehydrogenase complex	ピルビン酸脱水素酵素複合体	
PE	plasma exchange	血漿交換（療法）	
PICU	pediatric intensive care unit	小児集中治療室	
PMMA	polymethyl methacrylate	ポリメチルメタクリレート	
PRES	posterior reversible encephalopathy syndrome	可逆性後部白質脳症	= RPLS
PT	prothrombin time	プロトロンビン時間	
RESLES	reversible splenial lesion syndrome	可逆性脳梁膨大部病変症候群	
ROC	Receiver Operating Characteristic	受信者動作特性	
RPLS	reversible posterior leukoencephalopathy syndrome	可逆性後部白質脳症	= PRES
RRF	ragged-red fiber	赤色ぼろ線維	
RSV	respiratory syncytial virus	RS ウイルス	
SCAD	short chain acyl-CoA dehydrogenase	短鎖アシル CoA 脱水素酵素	
SDH	succinate dehydrogenase	コハク酸脱水素酵素	
SIDS	sudden infant death syndrome	乳幼児突然死症候群	
SIRS	systemic inflammatory response syndrome	全身性炎症反応症候群	
SNP	single nucleotide polymorphism	一塩基多型	
SPECT	single photon emission computed tomography	（単一フォトン放射断層撮影）	
SSV	strongly SDH-reactive blood vessel	高 SDH 活性血管	
TCA	tricarboxylic acid	トリカルボン酸	
TFP	trifunctional protein	三頭酵素	
TIMP	tissue inhibitor of metalloproteinase	組織メタロプロテアーゼ阻害物質	
TMA	thrombotic microangiopathy	血栓性微小血管症	
TNF	tumor necrosis factor	腫瘍壊死因子	
TNFR	tumor necrosis factor receptor	腫瘍壊死因子受容体	
TTM	targeted temperature management	体温管理療法	
TTW	therapeutic time window	治療可能時間域	
T1WI	T1-weighted imaging	T1 強調像	
T2WI	T2-weighted imaging	T2 強調像	
VLCAD	very long chain acyl-CoA dehydrogenase	極長鎖アシル CoA 脱水素酵素	
VZV	varicella-zoster virus	水痘帯状疱疹ウイルス	
XLR	X-linked recessive	X 連鎖潜性（劣性）	

第 1 章

クリニカル
クエスチョン

CQ1 体温管理療法(脳平温療法：目標体温 36 ℃)を実施可能な施設において，急性脳症を疑う患児に対する本療法の実施は AESD への進展，後遺症，重篤な有害事象を考慮した場合有用か？

📖 推奨文

発熱に伴い下記を満たす症例に対し 36℃を目標体温とした早期(24 時間以内)の体温管理療法は，AESD への進展，後遺症リスクを低下させるため，実施することを弱く推奨する
1)または 2)，かつ 3)を満たす

　1)難治けいれん性てんかん重積状態
　2)6 時間以上続く意識障害
　3)多臓器障害を疑わない(例：神経症状出現 6 時間以内の AST < 90 U/L)

推奨度　2(弱い推奨)／エビデンスの確実性(強さ)　D(とても弱い)

💬 解説

　けいれん重積型(二相性)急性脳症(AESD)は late seizure，MRI での bright tree appearance(BTA)出現後でないと診断が確定せず，早期治療が困難である．一方で体温管理療法(脳平温療法；目標体温 36℃)，以下「体温管理療法(目標体温 36℃)」は発症早期に実施することで AESD への進展を予防する可能性が示されている．

　CQ に対するシステマティックレビュー(体温管理療法〈目標体温 36℃〉を実施例，非実施例で比較した研究)で後ろ向きコホート研究 2 論文が検索された(文献 1・2)．2 研究に共通する発熱に伴う，①難治けいれん性てんかん重積状態(2 剤以上に抵抗性の重積状態)，または② 6 時間以上続く意識障害，かつ③多臓器障害を疑わない(例：神経症状出現 6 時間以内の AST < 90 U/L)症例を，体温管理療法(目標体温 36℃)実施対象とした．2 研究ともに神経症状(推奨文 1 または 2)出現後 24 時間以内に体温管理療法(目標体温 36℃)を実施しており，AESD への進展は体温管理療法(目標体温 36℃)実施群で 0/26＝0%，非実施群で 11/44＝25% であった．体温管理療法実施群は全例後遺症を認めず，重篤な有害事象は両群ともに認められなかった．上記条件で体温管理療法(目標体温 36℃)を行うことのエビデンスレベルは D(とても弱い)とされた．なお，2 研究ともに急性脳症の診断が確定する発症 24 時間以前(多くは発症 12 時間以内)にリスクが高い症例を対象として体温管理療法(目標体温 36℃)を導入していることに留意する必要がある．

　これらの結果から体温管理療法(目標体温 36℃)を早期に実施することで，AESD への進展・後遺症リスクを低下させると考えられる．また，体温管理療法(目標体温 36℃)に伴う有害事象がなかったことからも益が害に勝ると考えられた．

　現状，体温管理療法(目標体温 36℃)は挿管管理下，筋弛緩併用で実施する施設と，挿管管理なしで実施する施設が存在する．ガイドライン改訂ワーキンググループ(以下，改訂 WG)ではいずれも許容する意見が大半を占めた．一方で，体温管理療法(目標体温 36℃)目的のみで筋弛緩・気管内挿管を勧めることはコンセンサスを得にくいとの意見が多数を占めた．また体温管理療法(目標

体温 36℃)はシバリングなどの合併症の対応や呼吸・循環管理を適切に実施しうる施設において実施することが望ましい.

　推奨の投票結果は「実施することを強く推奨」11%(1/9),「実施することを弱く推奨」89%(8/9),「実施しないことを強く推奨」0%,「実施しないことを弱く推奨」0% であった.

💬 推奨決定の過程(表1, 2)

背景と CQ の重要度

　急性脳症は小児の感染症に伴い急性に発症する非炎症性の脳浮腫に基づく脳機能障害である.意識障害・けいれん・異常言動を主徴とする.急性脳症は異なる病態に基づく複数の症候群(サブタイプ)からなり,代謝異常,サイトカインストーム(急性壊死性脳症〈ANE〉,出血性ショック脳症症候群〈HSES〉),興奮毒性(AESD),その他(可逆性脳梁膨大部病変を有する軽症脳炎・脳症〈MERS〉)が想定されている.「インフルエンザ脳症の診療戦略」,脳症 GL 2016 により,急性脳症に対する治療として Pediatric advanced life support(PALS)に準拠した全身管理に加えて,ANE に対するステロイドパルス療法が推奨された.

　しかしながら,小児急性脳症のなかで最も高頻度(約 1/3)である「AESD」に対する治療法は確立されていない.ステロイドパルス療法など「インフルエンザ脳症の診療戦略」,脳症 GL 2016 で記載された特異的治療,特殊治療を各施設,主治医の判断により実施されている現状がある.早期の体温管理療法(目標体温 36℃)が AESD 発症を予防するか,後遺症を減らしうるかも不明確である.

　AESD の死亡率は 2% と低いが,60% 以上に神経学的後遺症が残存する重篤な疾患である.その発症を予防し,後遺症を軽減しうる治療法の確立が急務であることから,本 CQ は重要度の高いものと考えられる.

PICO

P(患者):急性脳症の想定される患者
I(介入):体温管理療法(目標体温 36℃)を実施する
C(対照):体温管理療法(目標体温 36℃)を実施しない
O(アウトカム):AESD への進展,神経後遺症,あらゆる重篤な副作用

エビデンスの要約

　システマティックレビューの結果,PICO に合致した 2 つの観察研究(後ろ向きコホート研究)が検出された.これらを用いて定性的評価を実施した.

定性的システマティックレビューのまとめ

　P(患者)は文献 1 で,興奮毒性脳症のクライテリア① 38.0℃ 以上の発熱に伴う発作,②難治けいれん性てんかん重積状態(60 分以上)or 発症 6 時間後 GCS < 15 or 片麻痺,③ 6 時間以内の最大 AST < 90 U/L を満たす症例,文献 2 では 38℃ 以上の発熱に伴うけいれん性てんかん重積状態で,① 6 時間以上続く意識障害,②難治けいれん性てんかん重積状態,③刺激に反応しない脳波上の高振幅徐波,のいずれかを満たす症例であった.文献 1 は I(介入):体温管理療法(目標体温 36℃)実施群(以下,実施群)16 例(神経症状発現後 24 時間以内,静脈麻酔下で挿管管理),C(対照):体温管理療法(目標体温 36℃)非実施群(以下,非実施群)34 例であった.文献 2 は I(介入):実施群 10 例(神経症状発症 8 時間以内,36℃,非挿管管理)+mPSL パルス,C(対照):非実施群 10 例(mPSL パルス)であり,両群ともに AST < 60 U/L であった.O(アウトカム)に関して文献 1 は非実施群 10/34 例で後遺症あり(うち 8 例が AESD 発症),実施群 16 例全例後遺症なし(AESD 0 例)であった.

文献2の非実施群4/10例で後遺症あり（うち3例がAESD発症），実施群10例全例後遺症なし（AESD 0例）であった．文献1，2ともに体温管理療法（目標体温36℃）に関連した有害事象を認めていない（実施群，非実施群ともに0）．

なお，文献1では医師の判断で重篤例を実施群に組み入れており（たとえば，けいれん持続時間，実施群＝160分，非実施群＝77.5分），実施群が非実施群より重症例であると想定される．

望ましい効果

2研究ともに神経症状（推奨文1または2）出現後24時間以内で体温管理療法（目標体温36℃）を実施しており，AESDへの進展は実施群（目標体温36℃）で0/26＝0％，非実施群で11/44＝25％であった．実施群は全例後遺症を認めなかった．

望ましくない効果

重篤な有害事象は実施群，非実施群ともに認められなかった．

益と害のバランス

本CQにおいて早期の体温管理療法（目標体温36℃）によりAESDへの進展ならびに後遺症の発生が予防され，かつ有害事象の発生が認められなかった．患者・家族の視点からその効果のバランスは，おそらく介入が優位とした．

アウトカム全体に関するエビデンスの確実性

2件の観察研究のみであり，いずれのアウトカムに対してもバイアスリスク，不精確性，非直接性が認められる．アウトカム全体にわたるエビデンスの確実性（強さ）については「とても弱い」とした．

価値観

急性脳症を疑う患児に対する早期の体温管理療法（目標体温36℃）において，各アウトカムにおける患児・家族の価値観に関するデータはない．一般的にAESDへの進展，後遺症アウトカムに対して置く相対的価値観は高く，そのばらつきは少ないことが予想される．

費用対効果

わが国の小児医療費助成を考えると，患児・家族の費用負担の増加はない．AESDへの進展ならびに後遺症の発生が予防されることは将来発生する医療費を大きく軽減しうると考えられる．

必要資源量

体温管理システム（Arctic Sun™など）と呼吸・循環を管理・監視するシステムが必要である．

容認性

望ましくない効果のエビデンスは少ない．平温保持のため使用する体温管理システム（Arctic Sun™など）の「使用目的又は効果」として「患者の体を冷却又は加温するために使用する」とされ，熱中症や偶発的低体温症などにおいても体温管理（平温保持）目的で臨床使用されている．急性脳症に対する体温管理療法に保険適用はないため，十分なインフォームド・コンセントを得ることが必要である．わが国の小児医療費助成を考えると，費用に関して患児・家族の個人の視点からおそらく容認できるであろう．道義的・倫理的な観点からも許容されるものと考える．

実行可能性

　体温管理療法（目標体温36℃）は挿管管理下，筋弛緩併用で実施する施設と，挿管管理なしで実施する施設が存在し，いずれも許容することとした．このため必ずしも小児集中治療室を有さない施設でも実行可能と考えられる．

　一方で，地域によっては小児救急医療，小児集中治療の体制が未整備ないし不十分なため，体温管理療法（目標体温36℃）の実施が困難なことはあり得る．

推奨度の決定

　小児急性脳症診療ガイドライン改訂ワーキンググループにおける投票は「実施することを強く推奨」「実施することを弱く推奨」「実施しないことを強く推奨」「実施しないことを弱く推奨」の4段階で行った．投票結果は「実施することを強く推奨」11%（1/9），「実施することを弱く推奨」89%（8/9），「実施しないことを強く推奨」0%，「実施しないことを弱く推奨」0%であり，「実施することを弱く推奨」することが採択された．その後の外部評価結果を踏まえ改訂WGで協議し，最終的な推奨とした．

今後の研究の可能性

　本CQに対するRCTがないことは明らかであり，今後も実施は困難と思われる．患者レジストリーから体温管理療法（目標体温36℃）の有効性を検討する必要がある．

🔗 文献検索式

▶ 小児急性脳症診療ガイドライン2016，第6章1「けいれん重積型（二相性）急性脳症（AESD）の診断と治療」で使用した文献に加えて，PubMed，医学中央雑誌で2014年5月から2021年1月まで文献検索した．
▶ また，重要と判断した文献をハンドサーチで検索した．
▶ 検索語としては acute encephalopathy with biphasic seizures and late reduced diffusion, targeted temperature management, normothermia, hypothermia（PubMed），けいれん重積型（二相性）急性脳症，体温管理療法，脳低温，脳平温（医学中央雑誌）とした．

🔗 文献

1) Nishiyama M, Tanaka T, Fujita K, et al. Targeted temperature management of acute encephalopathy without AST elevation. *Brain Dev* 2015 ; 37 : 328-33.
2) Murata S, Kashiwagi M, Tanabe T, et al. Targeted temperature management for acute encephalopathy in a Japanese secondary emergency medical care hospital. *Brain Dev* 2016 ; 38 : 317-23.

表1 エビデンスプロファイル

アウトカム	研究数	確実性の評価					
		研究デザイン	バイアスのリスク	非一貫性	非直接性	不精確性	その他の検討
AESDへの進展	2	観察研究	中等度	低い	中等度	中等度	低い
重篤な有害事象	2	観察研究	中等度	低い	中等度	中等度	低い

アウトカム	リスク人数（アウトカム率）					効果指標	効果指標統合値	95%信頼区間	エビデンスの強さ	重要性
	介入群分母	介入群分子	%	対照群分母	対照群分子					
AESDへの進展	44	11	25	26	0	NA	NA	NA	とても弱い（D）	9（10段階評価）
重篤な有害事象	44	0	0	26	0	NA	NA	NA	とても弱い（D）	8（10段階評価）

表2 判断の要約

問題	いいえ	おそらく，いいえ	おそらく，はい	はい		さまざま	わからない
望ましい効果	わずか	小さい	中	大きい		さまざま	わからない
望ましくない効果	大きい	中	小さい	わずか		さまざま	わからない
エビデンスの確実性（強さ）	非常に弱い	弱	中	高			採用研究なし
価値観	重要な不確実性またはばらつきあり	重要な不確実性またはばらつきの可能性あり	重要な不確実性またはばらつきはおそらくなし	重要な不確実性またはばらつきはなし			
効果のバランス	比較対照が優位	比較対照がおそらく優位	介入も比較対照もいずれも優位でない	おそらく介入が優位	介入が優位	さまざま	わからない
費用対効果	比較対照の費用対効果がよい	比較対照の費用対効果がおそらくよい	介入も比較対照もいずれも支持しない	介入の費用対効果がおそらくよい	介入の費用対効果がよい	さまざま	採用研究なし
必要資源量	大きな増加	中等度の増加	無視できるほどの増加や減少	中等度の減少	大きな減少	さまざま	わからない
容認性	いいえ	おそらく，いいえ	おそらく，はい	はい		さまざま	わからない
実行可能性	いいえ	おそらく，いいえ	おそらく，はい	はい		さまざま	わからない

急性脳症の概念と疫学

第2章はMinds 2007に準拠しており，推奨グレードはxiページ 表3を参照

1 急性脳症の定義

推奨

1. Japan Coma Scale 20 以上(Glasgow Coma Scale 11 未満)の意識障害が急性に発症し，24 時間以上持続する　推奨グレード該当せず

1) ほとんどは感染症の経過中に発症する

2) 多くは頭部 CT・MRI で脳浮腫が描出される

3) 脳炎・髄膜炎など他の疾患が否定される．意識障害は睡眠，薬物(抗けいれん薬・麻酔薬)の副作用，心因性発作でない

解説

　急性脳症の定義として統一されたものはない[1, 2]．しかし，本ガイドラインにおける急性脳症とは，病理学的には「急激で広範囲な非炎症性脳浮腫による機能障害」であり，臨床的には「ほとんどの場合感染症に続発し，急性発症して意識障害を主徴とする症候群」を指す．

　急性脳症はあらゆる年齢層に生じうるが，小児期，特に乳幼児期に最も高頻度である．感染症の経過中に生じる例がほとんどである．感染症の病原はウイルスが多いが，細菌，マイコプラズマなど他の病原も急性脳症を生じうる[3]．症候の中心は意識障害で，ある程度以上の重症度(昏迷ないし昏睡)と持続時間(通常 24 時間以上)を有する．けいれんないし発作をしばしば伴う．頭蓋内圧亢進症状，すなわち頭痛，嘔吐，乳頭浮腫，大泉門膨隆(乳児にみられる)，意識障害，さらに脳幹圧迫による眼(眼位・瞳孔)，姿勢・運動，反射，呼吸・循環などの異常を呈しうる[a]．

　病理学的な急性脳症の本態は，非炎症性の脳浮腫である．「非炎症性」とは，頭蓋内の炎症(脳炎・髄膜炎など)がないことを意味する．このことを臨床的に示すためには，脳脊髄液検査(腰椎穿刺)で細胞数増多がないことを確認するのが実際的である．しかし，脳脊髄液検査だけでは脳炎・髄膜炎を完全には否定しきれず，確実な証明とはならない．脳浮腫の機序には血管性浮腫(血管内皮障害，血液脳関門破綻による血液成分の脳実質内への漏出)と細胞性浮腫(脳細胞のエネルギー代謝不全，細胞膜の水・イオンチャネル機能低下による脳実質内での水・イオンの貯留)の 2 通りがある[3]．頭部 CT，MRI などの画像検査により多くの患者で広範囲の脳浮腫が描出される．特に MRI 拡散強調像(DWI)を用いるとみかけの拡散係数(ADC)値の増減により血管性浮腫と細胞性浮腫を区別することが可能となる．

　本ガイドラインでは，先に刊行された「インフルエンザ脳症ガイドライン」[4]（**表 1**)に倣って，急性脳症の診断基準を上記のように定めた．意識障害の評価には，Japan Coma Scale（JCS；**表 2**)または Glasgow Coma Scale（GCS；**表 3**)を用いる．診断のためには頭蓋内炎症，代謝性疾患，中毒など多彩な疾患を除外する必要があるが，これらの鑑別診断については第 3 章で詳述する．

　急性脳症は多くの症候群を含む不均一な疾患群である(**表 4**)．症候群のなかには急性脳症として

表1　インフルエンザ脳症の診断基準

必須の項目

1. 急性発症の，意識障害を主徴とする症候群
　急性脳症による意識障害は，ほとんどの場合，一定程度（傾眠ないしせん妄）以上の重症度と一定程度（12〜24時間）以上の持続時間を有する．しかし，二相性の経過をとる症例がしばしばあり，この場合，発症後早期の意識障害は一過性でも，後に意識障害の増悪が起きる場合がある．
2. インフルエンザのウイルス学的診断
　わが国の臨床現場では，迅速診断キットを用いたインフルエンザ抗原検査が最も広く使われるが，ウイルス分離やウイルス RNA 遺伝子検査，ペア血清による抗インフルエンザ抗体価測定も含める．迅速診断キットには一定の頻度で偽陰性・偽陽性が起きることがあるため，確実ではない．特に脳症の症例については，可能であれば複数病因の確定（例えば，迅速診断キットとウイルス分離）が実施できれば理想的である．

参考となる項目

1. 発症：インフルエンザに続発する．一般に有熱期に発症する．
2. 臨床症状：しばしばけいれんや頭蓋内圧亢進症候（嘔吐，意識障害，乳頭浮腫，脈拍・血圧・呼吸の変化，瞳孔・眼球運動の異常，肢位・運動の異常など）を伴う．
3. 検査所見：しばしば血液学的，生化学的な異常所見（多くは非特異的）を伴う．髄液細胞数は正常範囲内であることが多い．
4. 頭部画像所見：頭部 CT・MRI で様々なパターンの浮腫性変化が描出されることが多い．
5. 予後：しばしば死亡や神経学的後障害をもたらす．
6. インフルエンザの診断には，周囲での流行状況など疫学的関連事項も参考になる．

除外項目

　意識障害をきたす他の疾患を除外する．

〔森島恒雄，岡部信彦，中村祐輔，ら．厚生労働科学研究費補助金（新興・再興感染症研究事業）「インフルエンザ脳症の発症因子の解明とそれに基づく発症前診断方法の確立に関する研究」班．インフルエンザ脳症ガイドライン［改訂版］．小児科臨床 2009；**62**：2483-528．〕

表2　Japan Coma Scale

III	刺激をしても覚醒しない状態
300	痛み刺激に全く反応しない
200	痛み刺激で少し手足を動かしたり，顔をしかめる
100	痛み刺激に対し，払いのけるような動作をする
II	**刺激すると覚醒する状態**
30	痛み刺激を加えつつ呼びかけを繰り返すと，辛うじて開眼する
20	大きな声または体をゆさぶることにより開眼する
10	普通の呼びかけで容易に開眼する
I	**刺激しないでも覚醒している状態**
3	自分の名前，生年月日が言えない
2	見当識障害がある
1	意識清明とはいえない
0	**意識清明**

表3 Glasgow Coma Scale

Glasgow Coma Scale		Glasgow Coma Scale 乳児用改訂版	
活動	最良反応	活動	最良反応
E 開眼 (Eye Opening)		E 開眼 (Eye Opening)	
自発開眼	4	自発開眼	4
声かけで開眼	3	声かけで開眼	3
痛み刺激で開眼	2	痛み刺激で開眼	2
開眼せず	1	開眼せず	1
V 発語 (Verbal Response)		V 発語 (Verbal Response)	
見当識良好	5	機嫌よく喃語を喋る	5
混乱した会話	4	不機嫌	4
不適切な言葉	3	痛み刺激で泣く	3
言葉にならない音声	2	痛み刺激でうめき声	2
発声せず	1	声を出さない	1
M 運動 (Motor Response)		M 運動 (Motor Response)	
命令に従う	6	正常な自発運動	6
疼痛部位の認識可能	5	触れると逃避反応	5
痛み刺激で逃避反応	4	痛み刺激で逃避反応	4
異常な四肢の屈曲反応	3	異常な四肢の屈曲反応	3
異常な四肢の伸展反応	2	異常な四肢の伸展反応	2
動かさない	1	動かさない	1

典型的でない特徴を示す症候群があり，急性脳症に含めるべきかどうか，見解が分かれるものもある[5~8]（**表5**）.

参考にした二次資料

a) 厚生科学研究費補助金（新興・再興感染症研究事業）研究「インフルエンザの臨床経過中に発生する脳炎・脳症の疫学及び病態に関する研究」班．平成12年度研究成果報告書．2001.

b) 日本医療研究開発機構研究費（新興・再興感染症に対する革新的医薬品等開発推進研究事業）「新型インフルエンザ等への対応に関する研究」班．インフルエンザ脳症の診療戦略．2018. https://www.childneuro.jp/uploads/files/about/influenzaencephalopathy2018.pdf

文献

1) Behrouz R, Godoy DA, Azarpazhooh MR, et al. Altered mental status in the neurocritical care unit. *J Crit Care* 2015 ; **30** : 1272–7.

2) Slooter AJC, Otte WM, Devlin JW, et al. Updated nomenclature of delirium and acute encephalopathy : statement of ten Societies. *Intensive Care Med* 2020 ; **46** : 1020-2.

3) Mizuguchi M, Yamanouchi H, Ichiyama T, et al. Acute encephalopathy associated with influenza and other viral infections. *Acta Neurol Scand* 2007 ; **115** : 45-56.

4) 森島恒雄，岡部信彦，中村祐輔，ら．厚生労働科学研究費補助金（新興・再興感染症研究事業）「インフルエンザ脳症の発症因子の解明とそれに基づく発症前診断方法の確立に関する研究」班．インフルエンザ脳症ガイドライン［改訂版］．小児科臨床 2009 ; **62** : 2483-528.

5) Tada H, Takanashi J, Barkovich AJ, et al. Clinically mild encephalitis/encephalopathy with a reversible splenial lesion. *Neurology* 2004 ; **63** : 1854-8.

6) Sakuma H. Acute encephalitis with refractory, repetitive partial seizures. *Brain Dev* 2009 ; **31** : 510-4.

7) 伊藤泰広，中井紀嘉，近藤直英．RPLS/PRES．別冊 新領域別症候群シリーズ No.26：神経症候群（第2版）（I）―その他の神経疾患を含めて―．大阪：日本臨牀社，2013 : 283-8.

8) 早川文雄．急性脳症のABC分類．小児科診療 2011 ; **74** : 937-44.

表4 急性脳症の分類

先行感染症の病原による分類

1. ウイルス感染症に続発する脳症
   - インフルエンザ脳症
   - 突発性発疹 (HHV-6/7) 脳症
   - ロタウイルス脳症
   - 水痘 (VZV) 脳症
   - 麻疹脳症
   - RS ウイルス脳症
   - その他のウイルス性脳症
2. 細菌その他の感染症に続発する脳症
   - 百日咳脳症
   - サルモネラ脳症
   - 腸管出血性大腸菌 (EHEC) 感染症に併発する脳症
   - 猫ひっかき病脳症
   - マイコプラズマ脳症
   - その他の細菌性脳症
3. 病原体不明の脳症

脳症の臨床病理学的特徴による分類 (症候群分類)

1. 代謝異常を主な病態とする病型
   - 古典的 Reye 症候群 (classical Reye syndrome)
   - 各種の先天代謝異常症
2. サイトカインストームを主な病態とする病型 (「サイトカインストーム型」)
   - 急性壊死性脳症 (ANE)
   - 出血性ショック脳症症候群 (HSES) *
   - 「急性脳腫脹型」「びまん性脳浮腫型」"Reye-like syndrome" などと称される病型
3. けいれん重積を伴う病型
   - けいれん重積型 (二相性) 急性脳症 (AESD)，「興奮毒性型急性脳症」
     大脳皮質病変の分布によりさらに下記に分類される.
     ・acute infantile encephalopathy predominantly affecting the frontal lobes (AIEF)
     ・hemiconvulsion-hemiplegia (HH) 症候群，hemiconvulsion-hemiplegia-epilepsy (HHE) 症候群
     ・その他
   - 難治頻回部分発作重積型急性脳炎 (AERRPS/FIRES)
4. その他の急性脳症
   - 可逆性脳梁膨大部病変を有する軽症脳炎・脳症 (MERS)
   - Dravet 症候群に合併する脳症
   - 副腎不全 (先天性副腎皮質過形成) に合併する脳症
   - その他の脳症
   - 分類不能の脳症

＊：定義，診断基準ともにやや曖昧な症候群であるため，本ガイドラインではこれに関する章を設けなかった．なお，原著 (欧州) では感染症に伴う急性脳症を含めなかったが，日本では多くの研究者・臨床医が含めている

表5 急性脳症としては非典型的な特徴を有する症候群

症候群	急性脳症としては非典型的な特徴
可逆性脳梁膨大部病変を有する軽症脳炎・脳症 (MERS)	(1) しばしば意識障害の程度が軽く，持続が短い. (2) 頭部 MRI における病変の範囲が狭い. (3) 脳脊髄液に細胞数増多がしばしばみられる.
難治頻回部分発作重積型急性脳炎 (AERRPS/FIRES)	脳脊髄液に細胞数増多がしばしばみられる.
可逆性後部白質脳症 (RPLS または PRES)	(1) しばしば薬物副作用として発症する. (2) しばしば意識障害の程度が軽い. (3) 頭部 MRI における病変の範囲が狭い.
急性散在性脳脊髄炎 (ADEM)	(1) しばしば意識障害の程度が軽い. (2) 脳脊髄液に細胞数増多，蛋白増加がみられる.

本ガイドラインでは，MERS と AERRPS を急性脳症に含めたが，RPLS と ADEM は対象としなかった.

2 急性脳症の疫学

📝 推奨

1. 近年の日本における急性脳症全体の罹病率は1年当たり400〜700人と推定される

推奨グレード該当せず

1) 病原分類ではインフルエンザとHHV-6/7が最も多く，次いでロタウイルス，RSウイルスの順である
2) 症候群分類ではけいれん重積型(二相性)急性脳症(AESD)，可逆性脳梁膨大部病変を有する軽症脳炎・脳症(MERS)，急性壊死性脳症(ANE)の順である
3) インフルエンザはMERS，ANEの先行感染として最も多い
4) HHV-6(突発性発疹)はAESDの先行感染として最も多い

💬 解説

日本では急性脳炎・脳症の患者数を病原体別に調査する研究が1990年代から複数回にわたり実施された[1, 2, a, b]．また，急性脳炎(急性脳症を一部含む)は2003年の感染症法改正に際し，五類感染症の全数把握疾患に変更され，国によるサーベイランスが続けられている[3]．インフルエンザウイルス，ロタウイルス，ノロウイルスなど個々の病原に関連する急性脳炎・脳症の疫学も調査された[4〜8]．急性脳症全体を対象として，病原体分類と症候群分類を同時に行った調査としては，厚生労働省難治性疾患政策研究・急性脳症研究班が2010年と2017年の2度にわたり実施した全国調査がある[9, 10, c, d]．以下，第2回調査(2017年)の結果を中心に概説する．

この全国調査では，2014年春〜2017年秋に発症した急性脳症(あらゆる症候群を含む)の症例として，総数1,256人が報告された．調査期間(3年半)，アンケート回収率(約50%)を考慮すると，日本国内における急性脳症の1年当たり症例数(罹病率)は400〜700人の範囲内と推定された．性別は男児54%，女児45%とほぼ同数であった．年齢分布は広く，乳児期から思春期まで及んだが，0〜3歳の乳幼児に最も多かった．平均3.5歳，標準偏差3.6歳，中央値2歳であった[d]．

病原体別ではヒトヘルペスウイルス6型・7型(HHV-6/7)とインフルエンザがそれぞれ16%(1年当たり推定70〜120人)とほぼ同数で最も多く，次いで，ロタウイルス(4%，15〜30人)，RSウイルス(2%，10〜15人)の順であった．腸管出血性大腸菌，サルモネラなどの細菌が2%，マイコプラズマが1%にみられた[d]．

急性脳症の症候群別では，けいれん重積型(二相性)急性脳症(AESD)が34%(1年当たり推定130〜230人)と最も多く，次いで可逆性脳梁膨大部病変を有する軽症脳炎・脳症(MERS，18%，80〜140人)，急性壊死性脳症(ANE，3%，12〜25人)，出血性ショック脳症症候群(HSES，2%，8〜15人)，難治頻回部分発作重積型急性脳炎(AERRPS/FIRES，1%，4〜7人)の順だった．

AESDの性別は男児48%，女児51%であった．年齢分布は乳幼児期(0〜1歳)に集中していた．

平均 1.6 歳，標準偏差 1.6 歳，中央値 1 歳であった．病原体別では HHV-6/7 が 32％ と最も多く，次いでインフルエンザ（7％），RS ウイルス（3％）の順であった[d]．

　ANE の性別は男児 59％，女児 41％ であった．年齢分布は乳幼児期に多いが，AESD より高年齢側にずれていた．平均 2.5 歳，標準偏差 2.4 歳，中央値 1 歳であった．病原体別ではインフルエンザが 34％ と断然多く，HHV-6/7（16％）がこれに次いだ[d]．

　MERS の性別は男児 59％，女児 40％ であった．年齢分布は広く，学童期・思春期にもみられた．平均 5.6 歳，標準偏差 4.0 歳，中央値 5 歳と，AESD や ANE より高年齢であった．病原体別ではインフルエンザが 22％ と最も多く，ロタウイルス（9％），HHV-6/7（5％），ムンプス（3％）がこれに次いだ．細菌感染症が 4％ あった[d]．

　インフルエンザ脳症の性別は男児 54％，女児 45％ であった．年齢分布は広く，学童期・思春期にもみられた．平均 5.2 歳，標準偏差 3.7 歳，中央値 5 歳と，高年齢であった．症候群別では MERS が 25％ と最も多く，AESD（16％），ANE（6％）がこれに次いだ[6, d]．

　HHV-6/7 脳症の性別は男児 43％，女児 55％ であった．年齢分布は 0 歳と 1 歳に集中していた．平均 1.2 歳，標準偏差 1.4 歳，中央値 1 歳と，低年齢であった．症候群別では AESD が 68％ と最も多く，MERS（5％），ANE（2％）は少なかった[d]．

　なお，有熱性けいれんのうち AESD を発症する頻度については，有熱性けいれん持続時間が 20 分間以上で 4.3％（2,844 例中 123 例），40 分間以上で 7.1％（1,397 例中 99 例）と報告されている[11]．

🔗 参考にした二次資料

a) 塩見正司．ウイルス感染に関連する急性脳炎と急性脳症．日本小児神経学会教育委員会，編．小児神経学の進歩第 29 集．東京：診断と治療社，2000：2-19.

b) 森島恒雄．小児における急性脳炎・脳症の病態・診断・治療に関する研究．平成 17～19 年度科学研究費補助金（基盤研究（A））研究成果報告書．2009.

c) 厚生労働科学研究費補助金（難治性疾患克服研究事業）「重症・難治性急性脳症の病因解明と診療確立に向けた研究」班．平成 22 年度研究報告：急性脳症の全国実態調査．2011. https://encephalopathy.jp/nsurvey_data/h22.pdf

d) 厚生労働科学研究費（難治性疾患政策研究事業）「良質なエビデンスに基づく急性脳症の診療に向けた体制整備」研究班．平成 30 年度研究報告：急性脳症の全国実態調査（第二回．平成 29 年度実施）．2019. https://encephalopathy.jp/nsurvey_data/h29_1.pdf

🔗 文献

1) Ishikawa T, Asano Y, Morishima T, et al. Epidemiology of acute childhood encephalitis. Aichi Prefecture, Japan, 1984-90. *Brain Dev* 1993 ; **15** : 192-7.

2) Goto S, Nosaka N, Yorifuji T, et al. Epidemiology of pediatric acute encephalitis/encephalopathy in Japan. *Acta Med Okayama* 2018 ; **72** : 351-7.

3) 岡部信彦，多田有希，安井良則．急性脳炎・脳症の疫学．日本臨牀 2011 ; **69** : 411-6.

4) Okuno H, Yahata Y, Tanaka-Taya K, et al. Characteristics and outcomes of influenza-associated encephalopathy cases among children and adults in Japan, 2010-2015. *Clin Infect Dis* 2018 ; **66** : 1831-7.

5) Morita A, Ishihara M, Kamei S, et al. Nationwide survey of influenza-associated acute encephalopathy in Japanese adults. *J Neurol Sci* 2019 ; **399** : 101-7.

6) 水口　雅，葛西真梨子，柴田明子，星野　愛，厚生労働科学研究費補助金・難治性疾患政策研究事業・急性脳症研究班．インフルエンザ脳症の最新の動向：急性脳症の全国疫学調査の結果から．小児科臨床 2019 ; **72** : 1395-9.

7) Kawamura Y, Ohashi M, Ihira M, Hashimoto S, Taniguchi K, Yoshikawa T, et al. Nationwide survey of rotavirus-associated encephalopathy and sudden unexpected death in Japan. *Brain Dev* 2014 ; **36** : 601-7.

8) Shima T, Okumura A, Kurahashi H, et al. A nationwide survey of norovirus-associated encephalitis/encephalopathy in Japan. *Brain Dev* 2019 ; **41** : 263-70.

9) Hoshino A, Saitoh M, Oka A, et al. Epidemiology of acute encephalopathy in Japan, with emphasis on the association of viruses and syndromes. *Brain Dev* 2012 ; **34** : 337-43.

10) Kasai M, Shibata A, Hoshino A, et al. Epidemiological changes of acute encephalopathy in Japan based on national surveillance for 2014-2017. *Brain Dev* 2020 ; **42** : 508-14.

11) Ichinose F, Nakamura T, Kira R, et al. Incideice and risk factors of acute encephalopathy with biphasic seizures in febrile status epilepticus. *Brain Dev* 2022 ; **44** : 36-43.

3 急性脳症の予後

推奨

1. 近年の日本における急性脳症全体の致死率は 5％，神経学的後遺症の率は 36％である．予後は症候群別で大きく異なる　推奨 グレード該当せず

1) けいれん重積型（二相性）急性脳症（AESD）では死亡は少ないが，神経学的後遺症が多い

2) 急性壊死性脳症（ANE）や出血性ショック脳症症候群（HSES）では死亡と神経学的後遺症がともに多い

3) 可逆性脳梁膨大部病変を有する軽症脳炎・脳症（MERS）では大多数の症例が後遺症なく治癒する

解説

　急性脳症の予後について日本の各地域で調査が行われ[1〜5]，その一部は予後予測因子についても調べている[1, 3, 4]．急性脳症の予後を日本全体で病原体別・症候群別に調べた研究としては，厚生労働省難治性疾患政策研究・急性脳症班が 2010 年と 2017 年の 2 度にわたり実施した全国調査がある[6, 7, a b]．

　第 2 回調査（2017 年）の結果では，2014 年春〜 2017 年秋に発症した急性脳症（あらゆる症候群を含む）1,256 人における致死率は 5％，神経学的後遺症の残った率は 36％ であった[b]．

　予後は急性脳症の症候群別に大きく異なる．けいれん重積型（二相性）急性脳症（AESD）では死亡は少ないが，後遺症が多い．急性壊死性脳症（ANE）や出血性ショック脳症症候群（HSES）などサイトカインストームを伴う急性脳症では死亡，後遺症がともに多く，予後が悪い．対照的に可逆性脳梁膨大部病変を有する軽症脳炎・脳症（MERS）の予後は良好で，大多数が治癒し，死亡例はない（**表1**）[7, b]．

　予後は病原体別でも異なる．たとえばヒトヘルペスウイルス 6（HHV-6）脳症では後遺症が多いが，インフルエンザ脳症では治癒と死亡がともに多い[7, b]（**表 1**）．これは HHV-6 脳症に AESD が多く，インフルエンザ脳症に ANE や MERS が多いことの間接的な結果と考えられる．なお，インフルエンザ脳症の致死率は 1990 年代後半には 30％ と高かったが，近年は 6 〜 8％ と低下している[7〜9, b, c]．

参考にした二次資料

a) 厚生労働科学研究費補助金（難治性疾患克服研究事業）「重症・難治性急性脳症の病因解明と診療確立に向けた研究」班．平成22 年度研究報告：急性脳症の全国実態調査．2011．https : //encephalopathy.jp/nsurvey_data/h22.pdf

b) 厚生労働科学研究費（難治性疾患政策研究事業）「良質なエビデンスに基づく急性脳症の診療に向けた体制整備」班．平成 30 年度研究報告：急性脳症の全国実態調査（第二回．平成 29 年度実施）．2019．https : //encephalopathy.jp/nsurvey_data/h29_1.pdf

c) 厚生科学研究費補助金（新興・再興感染症事業）インフルエンザの臨床経過中に発生する脳炎・脳症の疫学及び病態に関す

表1 急性脳症の予後

	治癒	後遺症 (軽・中)	後遺症(重)	死亡	その他 ・不明
急性脳症全体	56%	24%	12%	5%	3%
症候群別 けいれん重積型(二相性)急性脳症(AESD)	33%	42%	19%	2%	4%
急性壊死性脳症(ANE)	22%	9%	38%	25%	6%
出血性ショック脳症症候群(HSES)	0%	5%	42%	53%	0%
可逆性脳梁膨大部病変を有する軽症脳炎・脳症(MERS)	94%	4%	0%	0%	2%
病原体別 インフルエンザ	71%	14%	7%	6%	2%
HHV-6/7	52%	32%	13%	1%	3%
ロタウイルス	68%	28%	2%	0%	2%
RS ウイルス	47%	26%	21%	6%	0%

〔厚生労働科学研究費(難治性疾患政策研究事業)「良質なエビデンスに基づく急性脳症の診療に向けた体制整備」班．平成30年度研究報告：急性脳症の全国実態調査(第二回．平成29年度実施)．2019．https://encephalopathy.jp/nsurvey_data/h29_1.pdf をもとに作成〕

る研究．平成12年度研究成果報告書，2001．

🔗 **文献**

1）Maegaki Y, Kurozawa Y, Tamasaki A, et al. Early predictors of status epilepticus-associated mortality and morbidity in children. *Brain Dev* 2015；**37**：478-86.

2）Nishiyama M, Nagase H, Tanaka T, et al. Short and long-term outcomes in children with suspected acute encephalopathy. *Brain Dev* 2016；**38**：731-7.

3）Motojima Y, Nagura M, Asano Y, et al. Diagnostic and prognostic factors for acute encephalopathy. *Pediatr Int* 2016；**58**：1188-92.

4）Sasaki K, Nagase H, Maruyama A, et al. Clinical prediction rule for neurological sequelae due to acute encephalopathy：a medical community-based validation study in Harima, Japan. *BMJ Open* 2017；**7**：e016675.

5）Matsubara Y, Osaka H, Yamagata T, Ae R, Shimizu J, Oguro N, et al. Long-term outcomes in motor and cognitive impairment with acute encephalopathy. *Brain Dev* 2018；**40**：807-12.

6）Hoshino A, Saitoh M, Oka A, et al. Epidemiology of acute encephalopathy in Japan, with emphasis on the association of viruses and syndromes. *Brain Dev* 2012；**34**：337-43.

7）Kasai M, Shibata A, Hoshino A, et al. Epidemiological changes of acute encephalopathy in Japan based on national surveillance for 2014-2017. *Brain Dev* 2020；**42**：508-14.

8）Mizuguchi M. Influenza encephalopathy and related neuropsychiatric syndromes. *Influenza Other Respir Viruses* 2013；**7**(Suppl 3)：67-71.

9）水口　雅，葛西真梨子，柴田明子，星野　愛，厚生労働科学研究費補助金・難治性疾患政策研究事業・急性脳症研究班．インフルエンザ脳症の最新の動向：急性脳症の全国疫学調査の結果から．小児科臨床 2019；**72**：1395-9.

第3章

急性脳症の
診断と検査

第3章はMinds 2007に準拠しており，推奨グレードは xi ページ 表3を参照

1 急性脳症の診断に必要な診察と検査，タイミング

推奨

1. 急性脳症を疑う場合，意識障害・神経学的異常を主とした臨床症状の評価，頭部画像，脳波検査，血液検査 / 尿検査を行う^注 　推奨グレード B

2. 判断に迷う場合，ある時間的間隔をあけて再度評価・検査を行う 　推奨グレード C1

　　1) 病初期において各種検査で異常が認められず，数日の経過で症状や検査異常が顕在化する急性脳症も存在する（たとえば，けいれん重積型〈二相性〉急性脳症〈AESD〉）

　　2) 設備や時間帯などの状況により各種検査の実施がむずかしい場合は，実施可能な医療機関への転送を検討する

　　3) 他の疾患との鑑別などに備えて，急性期の残検体を保存する^注

注：本文「特殊な検査設備が必要 / 結果が出るまで時間がかかると思われる検査」参照．症例の病態に応じて血清，髄液または尿を保存する

解説

　従来，急性脳症の診断は，急性脳症を「多くは発熱性の感染症に伴い，持続的あるいは進行性の神経症状を急性に呈する症候群」と広義に定義し，そのなかで神経学的後遺症を呈した症例を対象として後方視的に検討したものが多く，症候群分類に基づいた検討や，感度・特異度などの統計学的な検討が行われている報告はまだ少なかった．前回のガイドライン刊行以降，感度・特異度について検討がなされた報告がいくつか出版され，なかでも最も頻度が高い病型であるけいれん重積型（二相性）急性脳症（AESD）に関する文献が増えてきた．

　本項では，

①神経学的後遺症を残す急性脳症（特に，重篤な後遺症を残すもの）において，病初期 / 急性期にその予後を推測しうる因子

②病初期 / 急性期から有意な変化が認められる検査項目（特に，主要な鑑別疾患である熱性けいれんと比較して）

に加えて，

③急性脳症の症候群分類による病型に基づく診断

について検討した文献を対象として，急性脳症の診断に必要あるいは有用な所見・検査を探索し，初版のガイドラインに加筆する形でその結果を記載した．

　急性脳症は機序と病態が異なる複数の疾患から構成される症候群であり，本来はそれぞれに異なった診断手法と治療方法があるはずである．現状では症候群分類に基づいた急性脳症の診断は臨床像と画像所見からなされており，必ずしも病初期 / 急性期において診断がつくものではない．一

方で，特に有熱時にけいれんを呈した症例に含まれる AESD を病初期に分離する試みが，スコアリングなどの手法を用いて感度・特異度とともに示されるようになってきた．将来的には，AESD およびそれ以外の急性脳症に対しても病初期に症候群分類に基づいた診断を行う手法が進み，そして早期の治療介入と有効な治療方法の開発が進んでいくことが待たれる．

　急性脳症を診断する手法については，従来から「インフルエンザ脳症ガイドライン」として厚生労働省の研究班により改訂が重ねられ，現在の一番新しい版は「新型インフルエンザ等への対応に関する研究」班による「インフルエンザ脳症の診療戦略」である[1]．本来はインフルエンザウイルス感染症に伴う急性脳症に関するものとして作成されたものであるが，インフルエンザウイルス以外の病原体による感染症において発症した急性脳症に関しても一般的に用いられている．「インフルエンザ脳症ガイドライン」での定義では，初診時に意識障害（JCS 20 以上あるいは GCS 10〜11 以下）を呈する症例もしくは頭部 CT 検査で大脳の浮腫性病変を呈する症例を急性脳症と確定診断している．これに合致しない症例に関しては，意識障害の持続や悪化，頭部画像異常の出現に関して時間的間隔をあけて評価を行うことで急性脳症を診断する方法が提示されている（JCS 10 以上〈GCS 13 以下〉の意識障害が 24 時間以上続くものは確定例，JCS 10 以上〈GCS 13 以下〉の意識障害が 12 時間以上続く場合および JCS 10 未満〈GCS 14〜15〉の意識障害であっても，その他の検査から脳症が疑われる場合は疑い例）．また，診断の参考となるものとして，脳波所見（びまん性高振幅徐波，electrical storm，p. 34 第 3 章 -4 参照），頭部 MRI 検査，血液検査・尿検査（血小板減少，AST・ALT 上昇，CK 上昇，血糖異常，凝固異常，BUN・Cre 上昇，高アンモニア血症，血尿・蛋白尿）をあげている．「インフルエンザ脳症ガイドライン」および「インフルエンザ脳症の診療戦略」は急性脳症を上記のように広義にとらえ，このうちおもに神経学的後遺症を残すものを極力漏らさないための早期診療指針として，各種検査項目を集大成した指針である．

　今までに，予後不良の急性脳症（広義）を予測する因子としての各種検査所見，診察所見の感度・特異度などの検討がなされている（表 1）[2〜6]．また，発熱を伴うけいれんの後，急性脳症（広義）を発症する例としない例，予後の良好な例と不良な例の間で有意差を認める所見，両者の鑑別に有用である所見が見出されている（表 2）[1,7〜17]．急性脳症の特定の症候群を対象として早期の診断を行うべく検討を行い感度・特異度が示された報告が新たにあり，臨床の現場での有用性が期待されるが，多くは後方視的な検討であり，前方視的な検証作業が行われることが望まれる（表 3）[14,18〜31]．

　以上の文献から，急性脳症の診断に必要あるいは有用と考えられる診察項目・検査項目は以下の通りである．

①意識障害，神経学的異常症状（遷延・持続，悪化）
・意識障害
　明らかに意識障害を呈しているもの（JCS 20 以上あるいは GCS 10〜14 以下）．
・けいれん
　複雑型熱性けいれん（焦点発作〈部分発作〉の要素，15 分以上持続する発作，24 時間くらい以内に複数回反復する発作，の 3 項目の 1 つ以上をもつもの），治療抵抗性のもの，単純型熱性けいれんでも意識障害が遷延するもの（概ね 1 時間以上）．
・その他の神経学的異常
　片麻痺．
　異常言動・行動が遷延あるいは悪化するもの（概ね 1 時間以上）．
②頭部画像検査
　大脳の浮腫性病変が認められるもの．
③脳波検査
　びまん性高振幅徐波，electrical storm，入院後 24 時間以内の紡錘波（spindle wave）の出現（予後良好），速波成分を伴わない全般性で高振幅 δ 波・基礎波の無律動・平坦化（予後不良）．

表1 予後不良な急性脳症の予測因子の感度・特異度に関する報告

文献	対象	検討した項目	結果
2	複雑型熱性けいれんとして入院した急性脳症	けいれん 意識障害 AST	神経学的予後不良である早期の危険因子は，治療抵抗性のけいれん性てんかん重積状態，発症 6 時間の時点での意識障害（GCS 14 以下）あるいは片麻痺，発症 6 時間までの時点での AST の上昇（90 U/L 以上）の 3 項目である．このうち 1 項目以上を満たす場合，退院時に神経学的予後が不良である確率は感度 94.1%，特異度 69.6% であった．
3	けいれん性てんかん重積状態で発症した急性脳症	けいれん 白血球数 AST 血糖 Cre 尿蛋白	熱性けいれん群に比し急性脳症群では白血球数・AST・血糖値・けいれん難治例・血清 Cre 高値・尿蛋白陽性が有意に高く，そのリスク比は AST ≧ 100 U/l：7.23，血清 Cre 高値：5.61，けいれん難治例：5.48，血糖値≧ 200 mg/dL：4.84，尿蛋白陽性：4.76 であった．
4	急性脳症	血清チトクローム c	急性脳症と診断した群では平均 681.1 ng/mL，非急性脳症群では 30.9 mg/dL．ROC 分析により，カットオフ値を 35.0 ng/mL に設定したところ，感度 64.5%，特異度 79.7% で，感度は AST（16.1%）や ALT（32.3%）よりも高かった．
5	急性脳炎・脳症	髄液 S-100β 髄液 GFAP 髄液 tau	髄液 S-100β，GFAP，tau の重度後遺症ないし死亡群の予測精度はそれぞれ 91%，74%，78% であり，それぞれをスコア化した場合，S-100β＋GFAP＋tau で 96%，S-100β＋tau で 100% であった．
6	複雑型熱性けいれんとして入院した急性脳症	けいれんの持続時間 意識レベル AST	複雑型熱性けいれんの基準を満たした症例（1,612 例）における予後不良な急性脳症の診断について検証．文献 2)で示された 3 項目のうち少なくとも 1 つを満たす場合，ROC 曲線下面積は 0.915（95%CI 0.825-1.000），感度，特異度，陽性反応的中度，陰性反応的中度はそれぞれ 0.867，0.954，0.149，0.999 であった．

④血液検査・髄液検査・尿検査・特殊な解析手法

・通常，臨床の現場で可能 / 迅速検査が可能と思われる検査

血清 AST の上昇（40〜150 U/L 以上），血清 LDH の上昇，血清 ALT の上昇，代謝性アシドーシスの持続（2 時間以上），白血球数の上昇，血糖値の上昇，血清 Cre の上昇，血小板数の低下，播種性血管内凝固（DIC）の合併．

髄液蛋白濃度の上昇．

尿蛋白陽性．

・特殊な検査設備が必要 / 結果が出るまで時間がかかると思われる検査[注]

血清チトクローム c の上昇，血清 visinin-like protein 1 の上昇，血清 IL-6 の上昇，血清 IL-10 の上昇，血清 sTNFR1 の上昇，血清 osteopontin の上昇，血清 CC chemokine ligand 4 の上昇，血清 NSE の上昇，血清総 tau の上昇，血清 procalcitopnin および procalcitonin/CRP 比の上昇．

髄液 S-100β の上昇，髄液 tau の上昇，髄液 NSE の上昇，髄液 IL-6 の上昇，髄液 sTNFR1 の上昇，髄液 GFAP の上昇，髄液 visinin-like protein 1 の上昇，髄液 OPN の上昇，髄液 CC chemokine ligand 4 の上昇，髄液 IL-10 の上昇，髄液 MIF の上昇，髄液 LIF の上昇．

尿中 β_2-MG/Cre 比の上昇．

脳波の周波数解析で δ 波と α 波の比および（δ 波＋θ 波）と（α 波＋β 波）の比が高値．

注：これらの検査のなかにはごく限られた機関でしか実施できない検査，評価が定まっていない検査，あるいは研究的な検査が多く含まれており，臨床の現場で早期の診断には使えない場合が多い．

各種検査を実施するタイミングは以下の通りである．

①初診時．

②初診時もしくはその後の経過で急性脳症を否定できなかった場合には，適切な間隔（患者ごとの病態により異なる．数時間〜数日）の後に再度評価．

表2 急性脳症の早期診断に有用な検査所見・診察所見に関する報告

文献	対象	検討した項目	結果
1	インフルエンザ脳症	けいれん 意識障害 異常言動	複雑型熱性けいれん，単純型でも遷延する意識障害，異常言動・行動が遷延あるいは悪化するもの（概ね1時間以上），についてはインフルエンザ脳症を疑う必要がある．
7	急性脳症	けいれん 意識障害 脳波	神経学的後遺症を残す症例では初回けいれんが長い，初回けいれん後の意識回復が悪い，脳波で異常所見がある，第二相のけいれん時間が長い，などの傾向がある．
8	発熱に伴うけいれん，意識障害	血清チトクローム c	早期に脳波検査を実施した場合，入院後24時間以内の脳波所見として紡錘波の出現は予後良好であった．一方，速波成分を伴わない全般性・高振幅 δ 波，基礎波の無律動，平坦化は予後不良の要素であった．
9	発熱に伴うけいれん，意識障害	頭部CT 脳波 血液ガス 乳酸	発熱を伴う遷延性のけいれん・意識障害・人工呼吸器管理を要したが搬送時に頭部CTで異常が認められなかった28症例のうち，入院後に著明な脳腫脹を呈した6例（A群）と脳腫脹がみられなかった22症例（B群）を比較した研究では，入院時の意識レベルに差はなく，B群の3症例を除く25症例で脳波異常があった．両群で搬送時に代謝性アシドーシスが認められたが，A群では搬送時の血清乳酸値が高く，入院後2時間の時点でも代謝性アシドーシスが持続した．
10	中枢神経症状を呈した発熱性疾患	尿 β_2-MG	新鮮尿中の β_2-MG を1〜6病日に測定．Cre 比の尿中 β_2-MG（μg/g Cr）は，熱性けいれんは5例で平均 0.48×10^4，けいれん性てんかん重積状態は4例で平均 0.46×10^4，高熱せん妄は3例で平均 0.77×10^4，急性脳症は2例で平均 21.74×10^4．急性脳症は2例とも尿中 β_2-MG が著しく高値で，このうち1例は1病日から高値を示した．
11	急性脳症	血液・髄液サイトカイン	多臓器不全を呈した急性脳症では，TNF-α，sTNFR1，IL-6 は髄液よりも血清で高値であった．血清サイトカインのレベルは予後に相関．髄液蛋白，血清 BUN，Cre，AST，LDH，CRP が上昇した．
12	インフルエンザ脳症	TNF-α チトクローム c	病状悪化期においては，予後不良の症例は血清 TNF-α とチトクローム c 濃度は高値であった．
13	急性脳症	意識レベル 頭部画像所見	死亡／神経学的後遺症／脳萎縮を呈した急性脳症の症例では，すべて頭部画像で異常を認めた．意識障害が遷延すると急性脳症になる割合が高い．急性脳症を早期診断する所見で重要なものは発熱，画像異常，意識レベルであった．
14	急性脳症	サイトカイン・ケモカイン	OPN を含む49種類のサイトカイン・ケモカインについて，急性脳症17例（ANE 1例，AESD 3例，MERS 4例，分類不能型急性脳症9例．死亡・神経学的後遺症を残したもの5例，神経学的後遺症なく回復したもの12例）と熱性けいれん8例で比較．OPN，CC chemokine ligand 4，IL-10 は，髄液中濃度と血清中濃度の比が熱性けいれんよりも急性脳症群で有意に高値．髄液中の MIF と LIF は，急性脳症の予後良好群よりも予後不良群で有意に高値．
15	急性脳症	基礎疾患	感染症に関連して発症した急性脳症には，周産期障害や遺伝学的症候群・先天性脳形成異常などの基礎疾患を有するケースが多かった（55例中14例）．
16	インフルエンザ脳症	年齢 体温 けいれんの持続時間 臨床症状	インフルエンザ脳症発症例（79例）と未発症例（2,190例）における臨床特徴を比較．4歳以下の低年齢，最高体温40℃以上，けいれんの持続時間が15分以上，脱力や末梢の著しい冷感などがインフルエンザ脳症の危険因子となる可能性が示唆された．
17	急性脳症	NSE tau S-100β	急性脳炎／脳症（88例）と熱性けいれん（51例）において比較したところ，血清では NSE と総 tau（tTau）が，髄液では S-100β と tTau が，急性脳炎／脳症で有意に高値．

表3 急性脳症の症候群・亜型の早期診断・予後予測に関する報告

文献	対象	検討した項目	結果
14	AESD MERS	OPN MIF, LIF	OPN の髄液と血清の比は，熱性けいれん群と比較して AESD と MERS で有意に高値．MIF と LIF は分類不能型急性脳症あるいは熱性けいれんと比較して MERS で高値．
18	AESD	visinin-like protein1	血液および髄液中の visinin-like protein1 を AESD と遷延性熱性けいれんで比較した．AESD で有意な上昇がみられたが，発症 1 病日では認められなかった．
19	AESD	S-100β NSE tau	髄液および血清の S-100β，NSE，tau について AESD と熱性けいれんで比較した．すべてのマーカーが AESD で上昇していた．発症 0 病日から 2 病日まで，血清 NSE を除いたすべてのマーカーが上昇した．髄液 S-100β，髄液 tau 蛋白にそれぞれ 100 pg/mL を cut-off 値として設定した場合，陽性的中率は 83.3% であった．
20	AESD	臨床所見	AESD では，発症 24 時間以内の意識障害，発作重積，人工呼吸器管理の必要性が予後不良因子であった．
21	AESD	髄液 tau	AESD において，髄液中 tau は 1 病日には正常であったが，初回と 2 回目のけいれんの間である 3 病日から増加した．画像異常が出現する前に tau 蛋白が上昇する症例があった．NSE は AESD の 7 例中 2 例でのみ増加した．
22	AESD などの急性脳症	髄液 tau	遷延性熱性けいれんに引き続いて発症する急性脳症と急性脳症を発症しなかった遷延性熱性けいれんを比較したところ，急性脳症群では髄液 IL-6 が上昇していたが，血清 IL-6，IL-10，sTNFR1 は上昇しなかった．急性脳症群では髄液 IL-6 は血清よりも高値であったが，熱性けいれん群では高値ではなかった．両群ともに血清 LI-10 と sTNFR1 は上昇した．第二相の発作が生じていない症例では，第二相の発作が生じた症例よりも血清 IL-10 と sTNFR1 が高値であった．
23	AESD	NSE	AESD 7 例の血清 NSE を測定した．発症後 1〜3 病日以内に測定をした 6 例では，明らかな異常は認められなかったが，反復性けいれんの時期に全例で NSE が上昇した（平均 85.4 ± 40.6 ng/mL）．
24	HHV-6 感染症に関連した急性脳症	血清サイトカイン	HHV-6 感染症に関連した急性脳症と熱性けいれんを比較した．血清 IL-6，IL-10，sTNFR1，髄液 IL-6，sTNFR1 が急性脳症群で有意に高値であった．急性脳症群において神経学的後遺症があったものは，血清 IL-6，sTNFR1，髄液 IL-6 が上昇しており，血清 IFN-γ，IL-6，IL-10，sTNFR1 は髄液よりも高値であった．
25	AESD	意識レベル 年齢 けいれんの持続時間 呼吸管理 AST 血糖 血清 Cre	①けいれん出現後 12〜24 時間後の意識状態（GCS），②年齢（1.5 歳未満），③けいれん持続時間が 40 分以上，④入院時の挿管・人工呼吸器管理の有無，⑤ AST > 40 U/L，⑥血糖値 > 200 mg/dL，⑦血中 Cre 値 > 0.35 mg/dL，の 7 つの項目ごとにスコアリング（full score 9 点）．遷延性熱性けいれんと AESD で有意差あり，合計スコアが 4 点以上を AESD ハイリスク症例と予測する．
26	AESD	意識レベル（経時的変化）	①けいれん発症 24 時間後の GCS ≦ 14，②6〜24 時間の経過で GCS が 2 以上の改善がみられない，この 2 つを満たす場合に予後不良な AESD として早期治療介入対象とする．
27	AESD	けいれんの持続時間 意識レベル（経時的変化） AST 年齢 呼吸管理 血糖 血清 Cre	AESD と熱性けいれんに関して，文献 2），文献 25），文献 26）の基準について比較検討．文献 2）では感度 100%，特異度 70.2%，文献 25）では感度 90.0%，特異度 89.6%，文献 26）では感度 90.0%，特異度 95.5% であった．

（つづく）

28	AESD	けいれんの持続時間 意識レベル(経時的変化) pH ALT 血清 Cre 血糖 NH$_3$	熱性けいれん重積状態症例と AESD 症例を比較. 熱性けいれん重積状態後, 覚醒までの時間が 11 時間以上, pH < 7.014, ALT ≧ 28 U/L, Cre ≧ 0.3 mg/dL, 血糖値 ≧ 228, NH$_3$ ≧ 125 μg/dL とした場合, AESD を感度93%, 特異度91% で診断.
29	AESD	procalcitonin CRP	AESD 9 例と熱性けいれん重積状態 10 例において, AESD の第二相の発作出現時に比較. procalcitonin(PCT) は AESD(9.8 ± 6.7 ng/mL) で有意に高値(FS 群 0.8 ± 0.9). CRP は有意差を認めなかったが, PCT と CRP の比(PCT/CRP 比)で比較したところ有意差があった. IL-6, TNF-α, IFN-γ は有意差なし. PCT/CRP 比のカットオフ値を 1.0 とした場合, 感度は100%, 特異度は 80%.
30	AESD	脳波(周波数解析)	熱性けいれん重積状態(20 例), けいれん性てんかん重積状態(11 例), AESD(18 例)で急性期(120 時間以内)に行われた脳波検査の周波数解析を行い比較. 周波数解析によるパワーバンドの比較では, δ波とα波の比および(δ波+θ波)と(α波+β波)の比で, AESD は有意に高値.
31	AESD	意識レベル 不随意運動 AST	AESD 症例を重度(8 症例)および非重度(12 症例)の後遺症の 2 群に分けて比較. 重度の群で第二相の前で昏睡, 不随意運動(ジストニアや口部ジスキネジアを含む)が有意に多く, AST が高値. 第二相の時点で行われた頭部MRI では異常信号領域が重度の群でより広範.

🔗 文献

1) 日本医療研究開発機構研究費(新興・再興感染症に対する革新的医薬品等開発推進研究事業)「新型インフルエンザ等への対応に関する研究」班. インフルエンザ脳症の診療戦略. 2018. https://www.childneuro.jp/uploads/files/about/influenzaencephalopathy2018.pdf [閲覧日:2022. 10. 1]

2) Nagase H, Nakagawa T, Aoki K, et al. Therapeutic indicators of acute encephalopathy in patients with complex febrileres. *Pediatr Int* 2013;**55**:310-4.

3) 塩浜 直, 金澤正樹, 安齋 聡, ら. けいれん重積小児例の検討. 日児誌 2010;**114**:956-60.

4) 布井博幸, 細矢光亮, 塩見正司, ら. 血清中チトクロム c 測定キットの急性脳症診断における臨床的評価. 医学と薬学 2009;**61**:245-51.

5) Tsukahara H, Fujii Y, Matsubara K, et al. Prognostic value of brain injury biomarkers in acute encephalitis/encephalopathy. *Pediatr Int* 2013;**55**:461-4.

6) Sasaki K, Nagase H, Maruyama A, et al. Clinical prediction rule for neurological sequelae due to acute encephalopathy: a medical community-based validation study in Harima, Japan. *BMJ Open* 2017;**7**:e016675.

7) 井上元子, 山形崇倫, 門田行史, ら. 急性脳症 40 例の臨床的検討. 小児科臨床 2011;**64**:2215-23.

8) 井上岳司, 川脇 壽, 温井めぐみ, ら. 当院救急外来でペーパレス脳波を施行した症例の臨床的検討. 脳と発達 2012;**44**:305-9.

9) 林下浩士, 久保田哲史, 有元秀樹, ら. 脳腫脹が進行する急性脳症の早期診断の指標-代謝性アシドーシスが 2 時間持続する症例は熱性痙攣ではない. 日本小児救急医学会雑誌 2011;**10**:9-13.

10) 權藤健二郎, 花井敏男, 武本環美, 水野由美. 急性脳症の診断における尿中 β2-microglobulin 測定の有用性に関する検討. 脳と発達 2010;**42**:233-4.

11) Morita H, Hosoya M, Kato A, Kawasaki Y, Suzuki H, et al. Laboratory characteristics of acute encephalopathy with multiple organ dysfunctions. *Brain Dev* 2005;**27**:477-82.

12) Hosoya M, Nunoi H, Aoyama M, Kawasaki Y, Suzuki H, et al. Cytochrome c and tumor necrosis factor-alpha values in serum and cerebrospinal fluid of patients with influenza-associated encephalopathy. *Pediatr Infect Dis J* 2005;**24**:467-70.

13) 前垣義弘, 黒沢洋一, 林 篤, ら. けいれん重積で発症する急性脳症の早期診断における臨床症状と検査所見. 日児誌 2006;**110**:1550-7.

14) Kawahara Y, Morimoto A, Oh Y, et al. Serum and cerebrospinal fluid cytokines in children with acute encephalopathy. *Brain Dev* 2020;**42**:185-91.

15) Hirayama Y, Saito Y, Maegaki Y, Status Epilepticus Study Group. "Symptomatic" infection-associated acute encephalopathy in children with underlying neurological disorders. *Brain Dev* 2017;**39**:243-7.

16) 玉井郁夫, 横田俊平, 後藤知英, 渡辺好宏, 和田敬仁, 小坂 仁. インフルエンザ脳症発症例と未発症例における臨床徴候の比較. 日児誌 2017;**121**:855-62.

17) Shiihara T, Miyake T, Izumi S, et al. Serum and CSF biomarkers in acute pediatric neurological disorders. *Brain Dev* 2014;**36**:489-95.

18）Hasegawa S, Matsushige T, Inoue H, et al. Serum and cerebrospinal fluid levels of visinin-like protein-1 in acute encephalopathy with biphasic seizures and late reduced diffusion. *Brain Dev* 2014 ; **36** : 608-12.

19）Shiihara T, Miyake T, Izumi S, et al. Serum and cerebrospinal fluid S100B, neuron-specific enolase, and total tau protein in acute encephalopathy with biphasic seizures and late reduced diffusion : a diagnostic validity. *Pediatr Int* 2012 ; **54** : 52-5.

20）Hayashi N, Okumura A, Kubota T, et al. Prognostic factors in acute encephalopathy with reduced subcortical diffusion. *Brain Dev* 2012 ; **34** : 632-9.

21）Tanuma N, Miyata R, Kumada S, et al. The axonal damage marker tau protein in the cerebrospinal fluid is increased in patients with acute encephalopathy with biphasic seizures and late reduced diffusion. *Brain Dev* 2010 ; **32** : 435-9.

22）Ichiyama T, Suenaga N, Kajimoto M, et al. Serum and CSF levels of cytokines in acute encephalopathy following prolonged febrile seizures. *Brain Dev* 2008 ; **30** : 47-52.

23）石井ちぐさ，小田　新，野田雅裕，ら．けいれん重積型急性脳症における血清 neuron-specific enolase の変動．小児科臨床 2007 ; **60** : 1702-6.

24）Ichiyama T, Ito Y, Kubota M, Yamazaki T, Nakamura K, Furukawa S. Serum and cerebrospinal fluid levels of cytokines in acute encephalopathy associated with human herpesvirus-6 infection. *Brain Dev* 2009 ; **31** : 731-8.

25）Tada H, Takanashi J, Okuno H, et al. Predictive score for early diagnosis of acute encephalopathy with biphasic seizures and late reduced diffusion（AESD）. *J Neurol Sci* 2015 ; **358** : 62-5.

26）天笠俊介，松井彦郎，宮本　和，ら．急性脳症　Glasgow Coma Scale によるけいれん重積型脳症の早期診断．日本集中治療医学会雑誌 2016 ; **23** : S285.

27）市坂有基，小原隆史，平井克樹，ら．二相性脳症における早期治療介入基準についての比較検討及びその活用．日本小児救急医学会雑誌 2018 ; **17** : 396-400.

28）Yokochi T, Takeuchi T, Mukai J, et al. Prediction of acute encephalopathy with biphasic seizures and late reduced diffusion in patients with febrile status epilepticus. *Brain Dev* 2016 ; **38** : 217-24.

29）Fujii Y, Yashiro M, Yamada M, et al. Serum procalcitonin levels in acute encephalopathy with biphasic seizures and late reduced diffusion. *Dis Markers* 2018 ; 2380179.

30）Oguri M, Saito Y, Fukuda C, et al. Distinguishing acute encephalopathy with biphasic seizures and late reduced diffusion from prolonged febrile seizures by acute phase EEG spectrum analysis. *Yonago Acta Med* 2016 ; **59** : 1-14.

31）Lee S, Sanefuji M, Torio M, et al. Involuntary movements and coma as the prognostic marker for acute encephalopathy with biphasic seizures and late reduced diffusion. *J Neurol Sci* 2016 ; **370** : 39-43.

2 急性脳症の鑑別診断

📝 **推奨**

1. 急性脳症の鑑別診断の対象として，感染症の経過中に急性発症の意識障害を生じる多彩な疾患が含まれる―頭蓋内感染症（ウイルス性脳炎，細菌性髄膜炎など），自己免疫性脳炎，脳血管障害，外傷，代謝異常，中毒，臓器不全，その他 　**推奨 グレード該当せず**

1）けいれん重積型（二相性）急性脳症（AESD）では，発症直後の数日間は複雑型熱性けいれんと区別できない例が多い

2）急性壊死性脳症（ANE）などサイトカインストーム，全身臓器障害を伴う病型では，重症感染症，熱射病など他の病因による全身性炎症反応症候群（SIRS）を鑑別する

3）Reye 症候群，疑似 Reye 症候群では，先天代謝異常症を鑑別する[注]

注：p.64 第 5 章 -2 先天代謝異常症の診断と検査を参照

💬 **解説**

　急性脳症は，感染症の経過中に急性発症し意識障害とけいれんを主徴とする症候群である．したがって，鑑別診断においては，類似の臨床症状と経過を呈する多くの疾患（**表 1**）を考慮に入れる必要がある[1]．

　急性脳症には複数の病型（症候群）が含まれるが，発熱，けいれん，意識障害は，ほぼすべての病型に共通して認められる．単純ヘルペス脳炎や細菌性髄膜炎などの頭蓋内感染症は，発熱，けいれん，意識障害を呈するので，常に考慮されるべき疾患群である．頭蓋内感染症の疑いを否定できない患児では，高度の頭蓋内圧亢進の臨床症状（昏睡と姿勢，瞳孔，呼吸，循環の顕著な異常）や画像所見（頭部 CT・MRI における高度のびまん性脳浮腫や脳幹の腫脹）がみられない限り腰椎穿刺による脳脊髄液検査を行い，また各種のウイルス学的・細菌学的検査（血液，髄液，必要に応じ尿，便，鼻咽頭粘液など）を行って鑑別を進める．検査結果が判明するまでの間は，脳炎と脳症のどちらであっても対応できるような管理と治療を行うことが実際的である．

　けいれん重積型（二相性）急性脳症（AESD）では，発症時に長時間の有熱時けいれん（熱性けいれん重積状態）がしばしばみられる．発症当日から翌日にかけては，AESD に特徴的な頭部 MRI 所見は通常みられない．AESD を複雑型熱性けいれんから区別するため近年，発症当日の臨床症状と検査所見に基づいて AESD の発症を予測するスコアが複数，考案されたが，それらの有用性については検証の途上にある[2,3]．現状では，AESD の診断は二相目のけいれん（いわゆる late seizure）と MRI の遅発性拡散低下（bright tree appearance：BTA）が出現する 3～9 病日まで確定しない例が多い[4,5]．

　急性壊死性脳症（ANE），出血性ショック脳症症候群（HSES）などサイトカインストーム，全身臓器障害を伴う病型では，全身症状（ショック，出血傾向など）や検査所見（臓器障害，血液凝固異常

表1 急性脳症の鑑別診断

感染症・炎症性疾患	2. 血管性疾患

感染症・炎症性疾患

1. 脳炎
   - 単純ヘルペスウイルス1型
   - 単純ヘルペスウイルス2型
   - ヒトヘルペスウイルス6型
   - ヒトヘルペスウイルス7型
   - 水痘帯状疱疹ウイルス
   - Epstein-Barr ウイルス
   - サイトメガロウイルス
   - 麻疹ウイルス
   - 風疹ウイルス
   - ムンプスウイルス
   - アデノウイルス7型
   - エンテロウイルス属ウイルス
   - 日本脳炎ウイルス
   - ウエストナイルウイルス
   - 細菌，マイコプラズマ
   - 原虫，寄生虫など
2. 髄膜炎
   - a. 化膿性髄膜炎
   - b. 結核性髄膜炎
   - c. 真菌性髄膜炎
   - d. ウイルス性髄膜炎
3. 脳膿瘍
4. 硬膜下膿瘍
5. 脱髄性疾患
   - 急性散在性脳脊髄炎（ADEM）
   - 多発性硬化症（MS）
6. 自己免疫疾患
   - 全身性エリテマトーデス

頭蓋内疾患

1. 頭蓋内出血
   - a. 硬膜下血腫
   - b. 硬膜外血腫
   - c. 脳内出血
   - d. くも膜下出血
   - e. shaken baby syndrome

2. 血管性疾患
   - a. 脳血管障害
   - b. 脳動静脈奇形
   - c. 上矢状静脈洞症候群
   - d. もやもや病
3. 脳腫瘍

代謝性疾患・中毒

1. ミトコンドリア脳筋症：MELAS
2. ビタミン欠乏症：Wernicke 脳症
3. Wilson 病
4. 糖尿病性ケトアシドーシス
5. 薬物中毒
6. その他の代謝性疾患
   - （有機酸・脂肪酸代謝異常など）

臓器不全（脳症によるものを除く）

1. 肝不全
2. 腎不全
3. 呼吸不全
4. 心不全

その他

1. 熱性けいれん
2. 心筋炎・不整脈
3. 熱中症
4. 乳幼児突然死症候群
5. 高血圧性脳症
6. 睡眠障害
   - 過眠症，周期的傾眠症
   - 夜驚症，夢中遊行
7. 傾眠をきたすその他の疾患
8. 薬物の副作用
   - 抗けいれん薬
   - 鎮静薬，麻酔薬
   - 向精神薬
   - 抗ヒスタミン薬
9. 心因性発作

〔森島恒雄，岡部信彦，中村祐輔，ら．厚生労働科学研究費補助金（新興・再興感染症研究事業）「インフルエンザ脳症の発症因子の解明とそれに基づく発症前診断方法の確立に関する研究」班．インフルエンザ脳症ガイドライン［改訂版］．小児科臨床 2009；**62**：2483-528．を改変〕

など）に基づいて，早期から急性脳症を疑うことができる．しかし，重症感染症（細菌性髄膜炎，敗血症など）や熱射病など他の病因による全身性炎症反応症候群（SIRS）も類似の全身症状や検査所見を呈するので，それらの除外診断が必須である[6]．

　Reye 症候群（古典的 Reye 症候群および疑似 Reye 症候群）では，肝障害の他に高アンモニア血症，低血糖，高乳酸血症など代謝異常を示唆する検査所見がしばしばみられる．このような症例では各種の先天代謝異常症（**表2**）[7]を鑑別するために急性期の血液・尿を検体として，各種の生化学的検査を進める必要がある．

🔗 参考にした二次資料

a）日本医療研究開発機構研究費（新興・再興感染症に対する革新的医薬品等開発推進研究事業）「新型インフルエンザ等への対応に関する研究」班．インフルエンザ脳症の診療戦略．2018．https://www.childneuro.jp/uploads/files/about/influenzaencephalopathy2018.pdf

表2 急性脳症類似の臨床像を呈しうる先天代謝異常症

脂肪酸輸送・β酸化
全身性カルニチン欠損，カルニチンパルミトイル転移酵素 II（CPT-II）欠損，中鎖アシル CoA 脱水素酵素欠損，グルタル酸血症 II 型など
有機酸代謝
プロピオン酸血症，メチルマロン酸血症，イソ吉草酸血症，グルタル酸血症 I 型など
糖代謝
ピルビン酸脱水素酵素複合体欠損，フルクトース -1,6- ビスホスファターゼ欠損など
アミノ酸代謝・尿素サイクル
オルニチントランスカルバミラーゼ欠損，カルバミルリン酸合成酵素欠損，アルギニノコハク酸合成酵素欠損など

〔Mizuguchi M, Yamanouchi H, Ichiyama T, Shiomi M. Acute encephalopathy associated with influenza and other viral infections. *Acta Neurol Scand* 2007；**115**（4 Suppl）：45-56. を改変〕

🔗 **文献**

1）森島恒雄，岡部信彦，中村祐輔，ら．厚生労働科学研究費補助金（新興・再興感染症研究事業）「インフルエンザ脳症の発症因子の解明とそれに基づく発症前診断方法の確立に関する研究」班．インフルエンザ脳症ガイドライン［改訂版］．小児科臨床 2009；**62**：2483-528.

2）Tada H, Takanashi J, Okuno H, et al. Predictive score for early diagnosis of acute encephalopathy with biphasic seizures and late reduced diffusion（AESD）. *J Neurol* Sci 2015；**358**：62-5.

3）Yokochi T, Takeuchi T, Mukai J, et al. Prediction of acute encephalopathy with biphasic seizures and late reduced diffusion in patients with febrile status epilepticus. *Brain Dev* 2016；**38**：217-24.

4）塩見正司．インフルエンザ脳症－臨床病型分類の試み．小児科臨床 2000；**53**：1739-46.

5）Takanashi J, Oba H, Barkovich AJ, et al. Diffusion MRI abnormalities after prolonged febrile seizures with encephalopathy. *Neurology* 2006；**66**：1304-9.

6）Mizuguchi M, Abe J, Mikkaichi K, et al. Acute necrotising encephalopathy of childhood：a new syndrome presenting with multifocal, symmetric brain lesions. *J Neurol Neurosurg Psychiatry* 1995；**58**：555-61.

7）Mizuguchi M, Yamanouchi H, Ichiyama T,Shiomi M. Acute encephalopathy associated with influenza and other viral infections. *Acta Neurol Scand* 2007；**115**（4 Suppl）：45-56.

3 急性脳症の画像診断

1. 急性脳症の診断に画像検査（CT ないし MRI）を行うことが推奨される 　推奨グレード B

2. 急性壊死性脳症（ANE）　推奨グレード B，けいれん重積型（二相性）急性脳症（AESD）　推奨グレード B，可逆性脳梁膨大部病変を有する軽症脳炎・脳症（MERS）　推奨グレード B　では MRI が特徴的な所見を呈し，診断の根拠となる

💬 **解説**

CT（図 1）

　急性脳症を疑った場合，髄液検査に先んじて著明な脳浮腫が存在しないことを確認する必要から，簡便な CT 検査が急性期に実施されることが多い．「インフルエンザ脳症ガイドライン」[a]，「インフルエンザ脳症の診療戦略」[b]では，頭部 CT 検査による脳症診断確定例として表 1 の 5 つがあげられている．

　CT 検査は国内ほぼすべての医療施設で救急対応可能であり，短時間で実施しうるため，脳症の疑われる患児に対して初期に実施される頭部画像検査である．木村らは急性脳症 35 例を画像所見（おもに CT）から 5 群に分類した[1,2]．1 群（11 例）は経過を通して正常画像，2 群（1 例）は急性期正常，1 か月後に軽度萎縮，3 群（7 例）は 48 時間以内に高度脳浮腫，4 群（9 例）は病初期正常，4 病日以降に大脳皮質浮腫・壊死，5 群（7 例）は対称性視床病変である．4 群はけいれん重積型（二相性）急性脳症（AESD）に，5 群は急性壊死性脳症（ANE）に，3 群は Reye 症候群，Reye 様症候群ないし急性脳腫脹型脳症[3]に該当すると考えられる．2 群は軽症 AESD，1 群の一部は可逆性脳梁膨大部病変を有する軽症脳炎・脳症（MERS）に相当する可能性がある．

　ANE に両側対称性の視床病変は必発で，診断に重要である．すなわち，びまん性脳浮腫に加えて，浮腫性壊死性病変が視床（病変は楕円形）を含む特定の領域（基底核，側脳室周囲大脳白質，小脳歯状核周囲，橋・中脳被蓋）に左右対称性に生じる[4~7]．CT 検査では 1～2 病日に視床病変は低吸収を呈し，3 病日以降出血性変化を反映し，視床低吸収域の内部にしばしば高吸収病変を認める．AESD の皮質下白質（U-fiber）病変（bright tree appearance：BTA）は CT でも低吸収域として認められることがある．MERS の脳梁病変は CT では検出不能である．塩見らによると日本の出血性ショック脳症症候群（HSES）症例の CT は，発症半日から 2 日後に皮質低吸収，皮質白質分離不良を呈する[3]．

MRI

　MRI 所見は脳症症候群に特徴的な所見を呈するため症候群ごとに記載する（表 2）．各脳症症候群の記載も参照されたい．鑑別疾患として重要な急性散在性脳脊髄炎（ADEM），近年臨床現場で頻

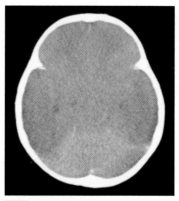

図1 急性脳症の CT

急性脳症，幼児．小脳に比して大脳全体に低吸収であり，皮質白質境界の不明瞭化，脳室・脳溝・脳漕の狭小化が認められ著明な脳浮腫が存在する．

表1 インフルエンザ脳症の診療戦略[b)]において確定診断の根拠とされた頭部 CT 所見（図 1）

1) びまん性低吸収域（全脳，大脳皮質全域）
2) 皮髄境界不鮮明
3) 脳表クモ膜下腔・脳室の明らかな狭小化
4) 局所性低吸収域（両側視床〈ANE〉，一側大脳半球など）
5) 脳幹浮腫（脳幹周囲の脳槽狭小化）

用されている拡散強調像，みかけの拡散係数（ADC）について後述した．

1 急性壊死性脳症（ANE，図 2）

　ANE は，画像検査が主要な診断項目とされたはじめての脳症症候群である．視床の対称性病変を特徴とし，基底核，側脳室周囲大脳白質，小脳歯状核周囲，橋・中脳被蓋にも病変を認めうる．視床病変は中心からやや前方に位置し，急性期には腫大することが多い．ANE の視床病変は拡散能低下を呈し，同様に視床病変を呈しうる ADEM（拡散能は上昇傾向）との鑑別に有用と考えられる[7,8)]．視床病変は数日の経過で出血を反映した T1，T2 信号変化を呈する．MR score（①脳幹病変，②出血，③嚢胞形成，④大脳・小脳白質病変，の陽性項目の数）と ANE の臨床予後が相関すると報告されている[9)]．

2 けいれん重積型（二相性）急性脳症（AESD，図 3）

　短時間で実施しうる拡散強調像の普及は AESD の診断に大きく貢献している．1，2 病日に実施された MRI は拡散強調像を含めて正常である[10,11)]．3〜9 病日で拡散強調像にて皮質下白質高信号（BTA），T2 強調像，FLAIR 像にて U-fiber に沿った高信号を認める．高 b 値拡散強調像（b＝3,000 s/mm^2）は通常の拡散強調像（b＝1,000 s/mm^2 程度）に比して BTA の描出能に優れている[12)]．皮質の T2 高信号は U-fiber に比して軽度である．病変は前頭部優位（前頭葉，前頭頭頂葉）であり，中心前・後回は傷害されにくい（central sparing）．9〜25 病日には拡散強調像の皮質下白質の高信号は消失し，皮質の拡散強調像での高信号を認めることがある．同時期に T2 強調像，FLAIR 像では皮質下白質に高信号を認める．2 週以降脳萎縮が残存する．BTA 出現時ないし以降に基底核（特に尾状核・淡蒼球），視床に病変を認めることがある．信号変化は BTA に比して軽度である．ANE における視床病変に比べより前方に認めることが多く，ANE と異なり出血性変化はきたさない．非造影脳血流検査法である MRI arterial spin labeling（ASL）法では，BTA 出現以前に脳血流が低下し，BTA 出現期には増加，慢性期に再度低下すると報告され[13,14)]，AESD の早期診断に期待がもてる．

　MR スペクトロスコピー（MRS）は，BTA 出現前後に N-acetyl aspartate（NAA）低下，グルタミン酸（Glu）・グルタミン（Gln）複合（Glx）の上昇を認める[10,11,15)]．1〜4 病日に Glu が上昇し，4〜12 病日で Gln 上昇に転ずると報告されている[16)]．過剰な興奮性神経伝達物質である Glu が星状膠細胞で Gln に変換（無毒化）される過程を観察していると解釈しうる．興奮毒性による遅発性細胞死が AESD の病態とする説を支持する所見と考えられる．熱性けいれん重積状態と AESD の早期鑑別に MRS が有用である可能性が示される．BTA 消失期には Glx は正常化するが，NAA は神経学的予後良好例でほぼ正常化するのに対し，不良例では低値が持続する[15)]．NAA は神経細胞マーカーであり，

表2 頭部 MRI 所見による脳症の診断

急性壊死性脳症（ANE）（図 2）

　びまん性脳浮腫に加え，浮腫性壊死性病変が視床（病変は楕円形）を含む特定の領域に左右対称性に生じる．1〜2病日の MRI では病変は T1 低信号，T2 高信号を呈し，拡散能は低下する．3病日以降出血性変化を反映し，視床に T1 高信号病変が同心円状に出現する．拡散強調像では，視床病変の中心部で拡散能上昇（壊死，血管周囲出血），その周囲に拡散能低下（乏突起膠細胞の浮腫，組織の粗鬆化），さらに外側に拡散能上昇（血漿成分漏出）を認める．第 2 週以降，脳萎縮が進行し，視床病変は縮小ないし消失する．

けいれん重積型（二相性）急性脳症（AESD）（図 3）

　AESD の診断基準（①は参考所見）に記載された画像所見は，以下の通りである．
① 1，2病日に実施された CT，MRI は正常である．
② 3〜14 病日に拡散強調像で皮質下白質（BTA）ないし皮質に高信号を認める．中心溝周囲はしばしばスペアされる．
③ 2 週以降，前頭部，前頭・頭頂部に CT，MRI で残存病変ないし萎縮を，または SPECT で血流低下を認める．中心溝周囲はしばしばスペアされる．

可逆性脳梁膨大部病変を有する軽症脳炎・脳症（MERS）（図 4）

　MERS の診断基準に記載された画像所見は，以下の通りである．
①急性期に脳梁膨大部に拡散強調像で高信号を呈し，T1，T2 信号異常は比較的軽度である．
②病変は脳梁膨大部を含み，脳梁全体ないし対称性白質に拡大しうる．
③ 2 か月以内に消失し信号異常・萎縮を残さない．

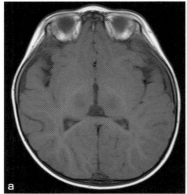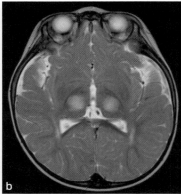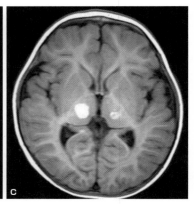

図2 急性壊死性脳症（ANE），乳児期，男児
発熱，けいれん性てんかん重積状態，意識障害（HHV-6 陽性）で発症．4病日の T1，T2 強調像（a，b）で視床に対称性の T1 低信号，T2 高信号病変を認める．14 病日の T1 強調像では出血性病変を反映し高信号（c）を呈する．
〔髙梨潤一．急性脳炎・脳症．小児科診療 2018；81：1049-57．〕

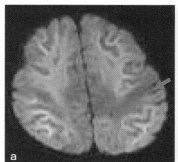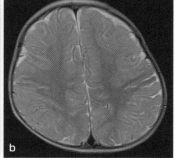

図3 けいれん重積型（二相性）急性脳症（AESD）の MRI
AESD，幼児．8病日の MRI 拡散強調像（a），T2 強調像（b）．拡散強調像で皮質下白質高信号（BTA），T2 強調像にて U-fiber に沿った高信号を認める．中心前・後回は傷害程度が軽い（central sparing，矢印）．

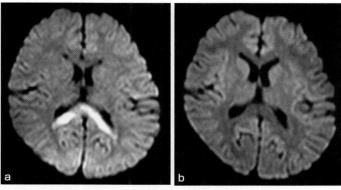

図4 可逆性脳梁膨大部病変を有する軽症脳炎・脳症（MERS），幼児期，女児
3病日の拡散強調像（a）で脳梁膨大部に高信号を認める．6病日には病変は消失（b）．
〔Imamura T, Takanashi J, Yasugi J, Terada H, Nishimura A. Sisters with clinically mild encephalopathy with a reversible splenial lesion（MERS）-like features; Familial MERS? *J Neurol Sci* 2010；**290**：153-6.〕

その評価が AESD の予後判定に有用と考えられる．SPECT による脳血流検査では急性期（5病日前後）には病変部位血流の増加を，10病日以降は血流低下を呈し，数か月から数年にわたり徐々に回復する[17]．

③ 可逆性脳梁膨大部病変を有する軽症脳炎・脳症（MERS，図4）

MERS は MRI 所見，特に拡散強調像に基づく臨床画像症候群であり，画像所見は重要である．脳梁膨大部病変は，急性期の拡散強調像では著明な高信号を均一に呈し，ADC は低下する．T2強調像で高信号，T1強調像で等信号ないしわずかに低信号を呈し，造影剤による増強効果は認めない[11,18〜21]．T2，T1強調像では病変を指摘し得ないこともある．画像変化は一過性であり，2か月以内（72% で1週間以内）に消失する．脳梁のみ（膨大部ないし膨大部を含む脳梁）に病変を有する典型症例を MERS 1型，脳梁（少なくとも膨大部を含む）に加え対称性白質（主に中心溝周囲深部白質）に病変を有する症例を MERS 2型と称する[11,19,21]．経時的に MERS 2型の画像所見から1型を経てすべての病変が消失する症例からは，白質病変と脳梁膨大部病変では病変の時間的経過に差異がある，すなわち白質病変は脳梁病変に比べて消失しやすいことが示唆される[19]．

④ 急性散在性脳脊髄炎（ADEM，図5）

ADEM は，ウイルス感染，ワクチン接種後に自己免疫機序で起こると考えられている脱髄疾患である．感染後の抗体が上昇する時期，ないし2〜3週後に中枢神経症状が出現することが多い．発症時より広範かつ多巣性の病巣があるため，初発症状も発熱，髄膜刺激症状，意識障害，けいれんなどの脳炎・脳症様の症状に加えて，多彩な神経症状を示す．症状は通常単相性である．髄液 myelin basic protein の上昇，oligoclonal band 陽性がしばしば認められる．MRI では，左右非対称に T2強調像で大脳白質，基底核，小脳，脳幹，脊髄に境界不明瞭な斑状の高信号域を認める．脳血管関門（blood-brain barrier）の破綻を反映して造影剤増強効果がしばしば陽性であり，拡散強調像では拡散能亢進（ADC 高値）を認めることが多い．

⑤ 拡散強調画像とみかけの拡散係数（ADC）

拡散強調像は，水分子の拡散現象すなわち動きやすさを画像化したもので，拡散を定量的に表したものが，ADC である．細胞内の水分子は細胞膜などにより拡散が制限され ADC 低値（拡散強調像高信号）に，細胞外の水分子は Brown 運動による自由な拡散を行いやすく ADC 高値（拡散強調像等ないし低信号）を呈する．血管原性浮腫（vasogenic edema）では，水は細胞外間隙に貯留するため ADC 高値（拡散強調像等ないし低信号）に，一方細胞障害性浮腫（cytotoxic edema）では水は細胞内に貯留するので ADC 低値（拡散強調像高信号）になる．髄鞘に対しても水分子は透過しにくいことか

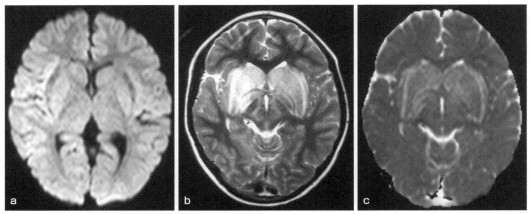

図5 急性散在性脳脊髄炎（ADEM）の MRI

ADEM，幼児．MRI 拡散強調像（a），T2 強調像（b），ADC map（c）．T2 強調像で基底核，外包，内包に高信号を認めるが，拡散強調像では所見は目立たない．ADC map で病変は高信号であり，拡散能が亢進している．

ら，経年的な髄鞘化に伴い ADC は低下していく．髄鞘内（ないし髄鞘間間隙）に生じた浮腫（intramyelinic edema）も細胞障害性浮腫同様に ADC 低値（拡散強調像高信号）を呈する．まとめると，ADC 低値（拡散強調像高信号）を呈する病態として細胞障害性浮腫と髄鞘内浮腫，細胞成分の増加など，ADC 高値（拡散強調像等ないし低信号）を呈する病態が血管原性浮腫，静水圧性浮腫，髄鞘形成不全（Pelizaeus-Merzbacher 病など）などとなる．拡散強調像は撮像時間が短い（1分以内）ことも利点の1つであるので，MRI 撮像時には必須である．

6 拡散強調像と T2 強調像，みかけの拡散係数（ADC）の関係

拡散強調像の信号強度は，T2 強調像と ADC で決まる．

拡散強調像信号＝T2 強調像信号－ADC

とすると理解しやすい．この式から ADC に変化がなくとも T2 強調像で高信号の病変は拡散強調像でも高信号となる．この現象を T2 shine-through と称する．一般的に病変は T2 強調像で高信号（＋）を呈する．細胞障害性浮腫と髄鞘内浮腫では ADC が低い（－）ため拡散強調像信号は（＋）－（－）＝（＋＋）高信号となる．一方，血管原性浮腫，静水圧性浮腫などでは ADC は高く（＋），拡散強調像信号は（＋）－（＋）＝（0）となり信号変化が目立たない．

🔗 参考にした二次資料

a) 厚生労働科学研究費補助金（新興・再興感染症研究事業）「インフルエンザ脳症の発症因子の解明とそれに基づく発症前診断方法の確立に関する研究」班．インフルエンザ脳症ガイドライン［改訂版］．2009．http://www.mhlw.go.jp/kinkyu/kenkou/influenza/hourei/2009/09/dl/info0925-01.pdf

b) 日本医療研究開発機構研究費（新興・再興感染症に対する革新的医薬品等開発推進研究事業）「新型インフルエンザ等への対応に関する研究」班．インフルエンザ脳症の診療戦略．2018．https://www.childneuro.jp/uploads/files/about/influenzaencephalopathy2018.pdf

🔗 文献

1) 木村清次，根津敦夫，大槻則行，田中文雅，武下草生子．感染に伴う急性脳症 35 例の臨床的検討．脳と発達 1998；**30**：244-9.
2) 水口　雅．急性脳症の分類とけいれん重積型．脳と発達 2008；**40**：117-21.
3) 塩見正司．インフルエンザ脳症の臨床スペクトラム．小児内科 2003；**35**：1676-80.
4) Mizuguchi M, Yamanouchi H, Ichiyama T, Shiomi M. Acute encephalopathy associated with influenza and other viral infections. *Acta Neurol Scand* 2007；**115**（4 Suppl）：45-56.
5) Mizuguchi M. Acute necrotizing encephalopathy of childhood：a novel form of acute encephalopathy prevalent in Japan and Taiwan. *Brain Dev* 1997；**19**：81-92.
6) 水口　雅．急性壊死性脳症．小児内科 2004；**36**：1129-32.

7）高梨潤一．急性脳炎・脳症．小児科診療 2018；**81**：1049-57.

8）Harada M, Hisaoka S, Mori K, Yoneda K, Noda S, Nishitani H. Differences in water diffusion and lactate production in two different types of postinfectious encephalopathy. *J Magn Reson Imaging* 2000；**11**：559-63.

9）Wong AM, Simon EM, Zimmerman RA,Wang HS, Toh CH, Ng SH. Acute nectrotizing encephalopathy of childhood：correlation of MR findings and clinical outcome. *AJNR Am J Neuroradiol* 2006；**27**：1919-23.

10）Takanashi J, Oba H, Barkovich AJ, et al. Diffusion MRI abnormalities after prolonged febrile seizures with encephalopathy. *Neurology* 2006；**66**：1304-9.

11）Takanashi J. Two newly proposed infectious encephalitis/encephalopathy syndromes. *Brain Dev* 2009；**31**：521-8.

12）Tsubouchi Y, Itamura S, Saito Y, et al. Use of high b value diffusion-weighted magnetic resonance imaging in acute encephalopathy/encephalitis during childhood. *Brain Dev* 2018；**40**：116-25.

13）Kuya K, Fujii S, Miyoshi F, et al. A case of acute encephalopathy with biphasic seizures and late reduced diffusion：Utility of arterial spin labeling sequence. *Brain Dev* 2017；**39**：84-8.

14）Uetani H, Kitajima M, Sugahara T, et al. Perfusion abnormality on three-dimensional arterial spin labeling in patients with acute encephalopathy with biphasic seizures and late reduced diffusion. *J Neurol Sci* 2020；**408**：116558.

15）Takanashi J, Tada H, Terada H, Barkovich AJ. Excitotoxicity in acute encephalopathy with biphasic seizures and late reduced diffusion. *AJNR Am J Neuroradiol* 2009；**30**：132-5.

16）Takanashi J, Mizuguchi M, Terai M, Barkovich AJ. Disrupted glutamate-glutamine cycle in acute encephalopathy with biphasic seizures and late reduced diffusion. *Neuroradiology* 2015；**57**：1163-8.

17）Yamanouchi H, Mizuguchi M. Acute infantile encephalopathy predominantly affecting the bilateral frontal lobes（AIEF）：a novel clinical category and its tentative diagnostic criteria. *Epilepsy Res* 2006；**70**（Suppl）：S263-8.

18）Tada H, Takanashi J, Barkovich AJ, et al. Clinically mild encephalitis/encephalopathy with a reversible splenial lesion. *Neurology* 2004；**63**：1854-8.

19）Takanashi J, Imamura A, Hayakawa F, Terada H. Differences in the time course of splenial and white matter lesions in clinically mild encephalitis/encephalopathy with a reversible splenial lesion（MERS）. *J Neurol Sci* 2010；**292**：24-7.

20）Imamura T, Takanashi J, Yasugi J, Terada H, Nishimura A. Sisters with clinically mild encephalopathy with a reversible splenial lesion（MERS）-like features；Familial MERS? *J Neurol Sci* 2010；**290**：153-6.

21）多田弘子，高梨潤一．MERS．五十嵐　隆，塩見正司，編．小児科臨床ピクシス 28．急性脳炎・急性脳症．東京：中山書店，2011：184-7.

4 急性脳症の脳波検査

1. 急性脳症では，診断や治療に関する有用な情報が得られる可能性があるため，脳波検査を行うことが推奨される **推奨グレード B**

2. 通常脳波あるいは amplitude-integrated EEG（aEEG）を用いた長時間持続モニタリングも有用であり，可能な施設では実施することが推奨される **推奨グレード B**

3. 急性脳症では脳波異常が高率であり，おもな異常所見としては全般性 / 片側性 / 局在性の徐波化や発作の存在があげられる **推奨グレード B**

💬 **解説**

　脳波検査は，急性脳症において実施する検査として広く認められている．脳波は，おもに大脳の電気的な活動を記録することによってその機能をリアルタイムに把握するという点で，他に代替がない検査法である．また，近年脳波計がデジタル化・ペーパーレス化されてコンパクトになり，ベッドサイドで記録することが容易になった．急性脳症では全身状態が不良になり集中治療が必要になることもあるが，そのような場合でも脳波を記録することは可能である．さらに，近年では通常脳波あるいは amplitude-integrated EEG（aEEG）を用いて長時間持続モニタリングを実施することが可能になり，その意義が徐々に明らかになりつつある．

　表 1 に急性脳炎・脳症における脳波所見の主要な報告のまとめを示す[1～13]．いずれの報告も脳波異常を高率に認める点で一致している．したがって，脳波検査を実施することにより急性脳症の診断に有用な情報が得られると考えられる．おもな異常所見は，全般性 / 片側性 / 局在性の徐波化，低振幅化，lateralized periodic discharges（LPDs，従来は periodic lateralized epileptiform discharges とよばれていた），突発波の出現，発作の存在などである．全般性 / 片側性 / 局在性の徐波化は，急性脳症における脳波の異常所見として古くから知られている．両側半球が強く障害されると全般性の徐波化を呈し（**図 1**），片側性あるいは片側優位の障害の場合には片側性の徐波化（**図 2**）を呈する．局在性の徐波化は後頭部優位に出現することが多いが，同様の所見は発熱に伴う異常言動でも認めるため[14,15]，急性脳症か否かの判断は意識障害の有無や検査所見などを考慮して総合的に行う必要がある．低振幅化は興奮できるニューロン数の減少を示唆する所見で，予後不良例でみられることがある．最重度の場合は平坦化するが，**図 3** のように速波が残存することもある．なお，全般性 / 片側性 / 局在性の徐波化や低振幅化は，熱性けいれんやてんかん発作の直後には高率に認められることに注意が必要である．LPDs は単純ヘルペス脳炎に特徴的と考えられていた時期もあるが，その後様々な急性脳炎・脳症で報告されている[2,9,10]．LPDs は，一般に片側性または焦点性の二相性または多相性の棘波 / 鋭波が周期的に出現するという特徴を有する（**図 4**）[16]．electrical storm は出血性ショック脳症症候群（HSES）で報告された所見である[7]．棘波 / 鋭波や律動的活動が振幅を漸増漸

表1 急性脳炎・脳症における脳波所見の報告

文献	対象	症例数	所見
1	AERRPS	9	初回：徐波化 4 例，多焦点性突発波 2 例，多焦点性＋全般性突発波 2 例，単一焦点性突発波 1 例 急性期：徐波化＋多焦点性突発波 5 例，徐波化＋焦点性突発波＋全般性突発波 4 例
2	AERRPS	14	初回脳波では正常 2 例，徐波化 2 例，焦点性突発波 2 例，全般性突発波 2 例，徐波化＋焦点性突発波 4 例，徐波化＋全般性突発波 1 例，LPDs 1 例
3	AERRPS	29	発症後 14 日以内：9 例中 7 例で高振幅徐波化 発症後 14 日以後：29 例全例で突発波，15 例で多焦点性突発波 発作時脳波：24 例で記録．局所から始まって周囲に広がり，さらに二次性全般化するのが典型的な所見
4	ANE	41	急性期では脳死状態の患児を除き全例で全般性の 1～6 Hz の徐波化．初回脳波の 18％に突発波
5	原因不明の急性脳症	19	二相性の経過をたどった 6 例中 5 例の脳波 発症後 24 時間以内（4 例）：全般性徐波化 2 例，片側性徐波化 1 例，局在性徐波化 1 例 発症後 2～3 日の脳波（4 例）：全般性徐波化 1 例，片側性徐波化 1 例，局在性徐波化 1 例，正常睡眠脳波 1 例 二相目の意識障害の出現後の脳波（4 例）：全般性徐波化 3 例，片側性徐波化 1 例
6	一側半球に拡散能低下を伴う急性脳症	7	急性期（6 例）：病側半球の著明な徐波化 1 例，病側半球の軽度の徐波化 4 例，病側半球の低振幅化 1 例 亜急性期（7 例）：病側半球の著明な徐波化 3 例，病側半球の低振幅化 4 例 回復期（5 例）：病側半球の低振幅化 4 例，正常 1 例
7	HSES	25	22 例で脳波検査を実施．isoelectric 6 例，electrical storm 14 例，突発波を伴わない徐波化 2 例．臨床症状を伴う発作が脳波記録中に時々に出現したが，脳波上の突発波との関係は様々
8	EB ウイルス脳炎	11	9 例に実施．全般性徐波化 6 例，continuous nonlocalized abnormal activity 1 例，正常 2 例
9	肺炎マイコプラズマ感染に伴う脳症	50	全般性徐波化 24 例，焦点性突発波 7 例，LPDs 2 例，FIRDA/OIRDA 11 例
10	急性脳炎	50	46 例に実施．初回では 40 例で，全経過中では 44 例に異常．異常の内容は，全般性徐波化・局所あるいは片側性徐波化・焦点性突発波・LPDs・FIRDA/OIRDA だが内訳の記述なし．
11	皮質下白質の拡散能低下を認める急性脳症	23	急性脳症の発症後 48 時間以内の脳波所見を重症群と非重症群の間で比較 electrographic seizures が重症群では 80％，非重症群では 0％で，有意差を認めた．
12	FIRES	7	extreme delta brush 5 例，発作数の経時的な増加 6 例，発作起始時の長い焦点性の速波 6 例
13	急性脳炎	119	様々な異常の有無と異常転帰および薬剤抵抗性てんかんとの関係を解析 焦点が移動する発作・背景活動の反応性の消失・non-REM 睡眠時以外の紡錘波の出現が異常転帰と関連 間欠的な律動性の徐波化・焦点が移動する発作が薬剤抵抗性てんかんと関連

減しながら断続的に出現する所見を指すが（**図 5**），この所見は，断続的に発作を繰り返している状態と推測される．後述するように，断続的に発作を繰り返す状態は難治頻回部分発作重積型急性脳炎（AERRPS）などでも認められ[17]，HSES に特異的な所見ではない．extreme delta brush は徐波に紡錘波状の速波が重畳した波形で，抗 NMDA 受容体脳炎などで認めることが知られているが[18]，febrile infection–related epilepsy syndrome（FIRES）でも認めたという報告がある[12]．前頭部間欠性律動性デルタ活動（FIRDA）は前頭部優位に間欠的に両側同期性に出現する律動性デルタ波で，同様の波形が後頭部優位に出現する場合は後頭部間欠性律動性デルタ活動（OIRDA）という．急性脳炎・脳

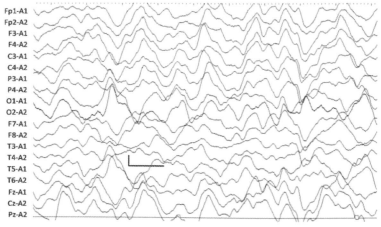

図1 全般性の徐波化
脳波記録の大部分が 1 Hz 前後の高振幅徐波が占めている．シータ波はわずかに認められ
るが速波成分は欠如している．較正は縦軸 100 μV，横軸 1 秒．

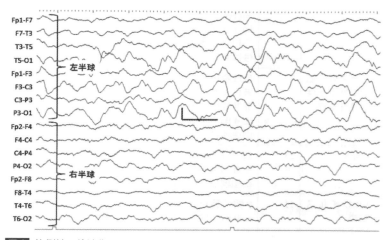

図2 片側性の徐波化
上から 8 誘導は左半球を，その下の 8 誘導は右半球を示す．左半球では後頭部優位に 1.5
Hz 前後の徐波が目立ち，速波成分が少ない．右半球では徐波は認めず速波成分が間欠的
に出現している．較正は縦軸 100 μV，横軸 1 秒．

症と関連する所見と考えられた時期もあったが，それ以外の疾患でもみられると報告されており，
急性脳症における診断的意義は現時点では明確でない[19,20]．発作，特に臨床症状を伴わない脳波上
の発作(electrographic seizures)の存在も急性脳症の脳波で認めることがあり[11,13]，転帰との関係の報
告もある[13]．

　急性脳症における脳波所見は，記録を行ったタイミングや脳障害の重症度などによって異なると
思われる．しかし，脳波を記録した場合と記録しない場合との間で診断精度や転帰などを比較した
研究は見当たらない．また，様々なタイプの急性脳症における脳波所見の報告は行われてきたが，
急性脳症全体として脳波の感度・特異度などの診断的価値に関する研究も行われていない．脳波検
査の適切な実施時期に関する研究や脳波所見と転帰などとの関係に関する研究もほとんど行われて
おらず，急性脳炎のタイプや原因となる病原体による脳波所見の相違についても報告がない．この

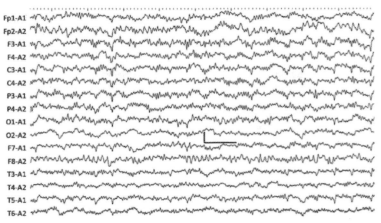

図3 低振幅化

α～β帯域の成分がすべての誘導で断続的に出現しており，徐波は認めない．較正は縦軸100μV，横軸1秒．

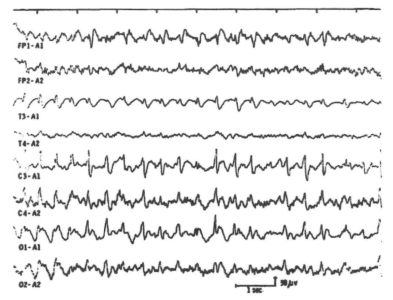

図4 lateralized periodic discharges（LPDs）

左中心～後頭部から鋭波が周期的に出現している．

〔PeBenito R, Cracco JB. Periodic lateralized epileptiform discharges in infants and children. *Ann Neurol* 1979；**6**：47-50.〕

ように，現時点では急性脳症における脳波検査の意義は十分に確立しているとは言い難いが，それのみを根拠として脳波検査の意義を否定することは不適切であろう．むしろ今後，急性脳症における脳波検査の知見を蓄積し，多くの課題を解決することが望ましい．脳波に期待される役割は以下のようなものがあげられる．①急性脳症の早期診断，②熱せん妄と急性脳症との鑑別，③潜在性発作（脳波で発作時変化を認めるが臨床症状を伴わない発作，electrographic seizures）の把握，④脳波所見と転帰との関係．こうした課題を明らかにするには，多施設共同研究が必要であろう．脳波のパワースペクトラム解析が急性脳症と熱性けいれんとの鑑別に有用であるという報告もあり[21]，様々な脳波解析の応用やその有用性についても研究が進むことが期待される．

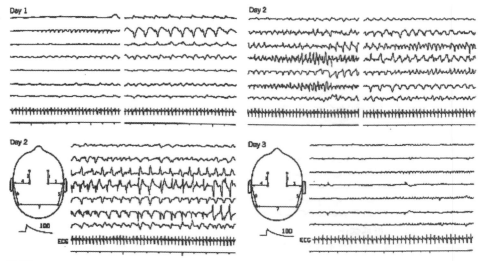

図5 electrical storm
Day1（左上）あるいは Day2（右上および左下）の脳波では，律動的な棘波や鋭波が連続して出現している．
〔Harden A, Boyd SG, Cole G, Levin M. EEG features and their evolution in the acute phase of haemorrhagic shock and encehalopathy syndrome. *Neuropediatrics* 1991；**22**：194-7.〕

　なお，脳波検査は急性脳症を疑った症例では速やかに実施することが望ましいが，夜間などに検査技師が不在であるなどの理由で記録を行うことができない施設も少なくない．このような場合は，記録が可能になった時点で速やかに実施することが望ましい．また，脳波所見は経時的に変化するため，繰り返し検査を行うことも有用である．

　近年，欧米から意識障害を伴って集中治療を受ける小児に対し，多チャンネル持続ビデオ脳波モニタリングを行った報告が散見される[22〜30]．それらの報告では，持続モニタリング中に発作を認めることがまれでなく，発作のかなりの部分が明瞭な臨床症状を伴わずモニタリングを行わないと把握できない可能性が示唆されている[22〜25]．背景活動と発作の有無や転帰との関係を報告している報告もある[25,30]．持続脳波モニタリングで発作を認めた症例では転帰が不良であったという報告[22,25]と，発作が存在するだけでは転帰不良と相関しないが発作重積状態（潜在性発作が断続的に出現する状態を含む）を認めると転帰不良であるという報告[23,28]とがみられる．また，発作の負荷（seizure burden）が大きいほど転帰が不良であるという報告もある[29]．さらに，持続脳波モニタリングを行うことで，過半数の患者の臨床マネジメントに影響があったという報告もある[26]．これらの研究の対象は頭部外傷や脳血管障害などの症例が多く，急性脳症に該当すると推測される症例は少数にとどまるが，持続ビデオ脳波モニタリングによってもたらされた知見は，急性脳症においても参考になると思われる．

　一方，持続ビデオ脳波モニタリングを実施するには，多くの医療的資源が必要である．モニタリングを行う脳波計とそれを記録する技師とが夜間や休日を含めて準備されている必要がある．また，脳波の判読には一定のスキルが要求されるため，欧米では夜間や週末は当番の小児神経科医が自宅からインターネット回線を介して脳波を一定時間内に判読して報告するシステムが採用されている．このようなシステムは日本の現状で実施できる施設はほとんどない．また，意識障害の脳波の判読にはてんかんの脳波の判読とは異なるスキルが要求されるが，この要件を満たす小児神経科医は多くないと推定される．しかし，急性脳症において入院時から多チャンネル持続（ビデオ）脳波モニタリングを行うことができれば，診断や治療において有用な情報がもたらされる可能性がある．また，多チャンネル脳波モニタリングでは電極の装着やその維持に手間がかかるが，電極数を減らした持続脳波モニタリングでも発作を高率に捕捉したという報告もある[31]．このような工夫により，

持続脳波モニタリングを実施する症例を増やすことが，脳波の意義を高めると思われる．

　aEEG は新生児脳症や新生児発作のモニタリングの目的で 1990 年代から普及した簡易脳波モニタリング装置である[32]．aEEG は通常の脳波に比べて少ない電極を用い，一般には 1〜2 チャンネルの誘導で長時間持続的に記録する．その表示は脳波活動の振幅に特化しており，時間軸を圧縮して 4 時間程度を 1 画面で表示するのが一般的である．正期産の新生児では aEEG 所見と神経学的予後との関係がかなり明らかになっており[33]，日本の新生児集中治療室でもかなり普及している．現在まで小児の急性脳症に対する適用の報告はごく少数にとどまっており[17,34]，その意義については未解明な部分が多い．これまでの報告では，けいれん重積型（二相性）急性脳症（AESD）および AERRPS において aEEG によって臨床的に診断できなかった非けいれん性てんかん重積状態を認めている．また，小児集中治療室で実施した通常脳波による持続モニタリングを aEEG に変換して判読した研究では，aEEG による発作の捕捉率は 81.5% であった[35]．これらの結果から，aEEG によって急性脳症における発作を客観的に把握することには一定の意義があると推測される．

🔗 参考にした二次資料

a）日本医療研究開発機構研究費（新興・再興感染症に対する革新的医薬品等開発推進研究事業）「新型インフルエンザ等への対応に関する研究」班．インフルエンザ脳症の診療戦略．2018．https：//www.childneuro.jp/uploads/files/about/influenzaencephalopathy2018.pdf

🔗 文献

1）Lin JJ, Lin KL, Wang HS, Hsia SH, Wu CT. Effect of topiramate, in combination with lidocaine, and phenobarbital, in acute encephalitis with refractory repetitive partial seizures. *Brain Dev* 2009；**31**：605-11.

2）Shyu CS, Lee HF, Chi CS, Chen CH. Acute encephalitis with refractory, repetitive partial seizures. *Brain Dev* 2008；**30**：356-61.

3）Sakuma H, Awaya Y, Shiomi M, et al. Acute encephalitis with refractory, repetitive partial seizures（AERRPS）：a peculiar form of childhood encephalitis. *Acta Neurol Scand* 2010；**121**：251-6.

4）Mizuguchi M, Abe J, Mikkaichi K, et al. Acute necrotising encephalopathy of childhood：a new syndrome presenting with multifocal, symmetric brain lesions. *J Neurol Neurosurg Psychiatry* 1995；**58**：555-61.

5）Maegaki Y, Kondo A, Okamoto R, et al. Clinical characteristics of acute encephalopathy of obscure origin：a biphasic clinical course is a common feature. *Neuropediatrics* 2006；**37**：269-77.

6）Okumura A, Suzuki M, Kidokoro H, et al. The spectrum of acute encephalopathy with reduced diffusion in the unilateral hemisphere. *Eur J Paediatr Neurol* 2009；**13**：154-9.

7）Harden A, Boyd SG, Cole G, Levin M. EEG features and their evolution in the acute phase of haemorrhagic shock and encehalopathy syndrome. *Neuropediatrics* 1991；**22**：194-7.

8）Domachowske JB, Cunningham CK, Cummings DL, Crosley CJ, Hannan WP, Weiner LB. Acute manifestations and neurologic sequelae of Epstein-Barr virus encephalitis in children. *Pediatr Infect Dis J* 1996；**15**：871-5.

9）Bitnun A, Ford-Jones EL, Petric M, et al. Acute childhood encephalitis and Mycoplasma pneumoniae. *Clin Infect Dis* 2001；**32**：1674-84.

10）Kolski H, Ford-Jones EL, Richardson S, et al. Etiology of acute childhood encephalitis at The Hospital for Sick Children, Toronto, 1994-1995. *Clin Infect Dis* 1998；**26**：398-409.

11）Fukuyama T, Yamauchi S, Amagasa S, et al. Early prognostic factors for acute encephalopathy with reduced subcortical diffusion. *Brain Dev* 2018；**40**：707-13.

12）Farias-Moeller R, Bartolini L, Staso K, et al. Early ictal and interictal patterns in FIRES：The sparks before the blaze. *Epilepsia* 2017；**58**：1340-8.

13）Mohammad SS, Soe SM, Pillai SC, et al. Etiological associations and outcome predictors of acute electroencephalography in childhood encephalitis. *Clin Neurophysiol* 2016；**127**：3217-24.

14）Okumura A, Nakano T, Fukumoto Y, et al. Delirious behavior in children with influenza：its clinical features and EEG findings. *Brain Dev* 2005；**27**：271-4.

15）Kashiwagi M, Tanabe T, Ooba C, et al. Differential diagnosis of delirious behavior in children with influenza. *Brain Dev* 2015；**37**：618-24.

16）PeBenito R, Cracco JB. Periodic lateralized epileptiform discharges in infants and children. *Ann Neurol* 1979；**6**：47-50.

17）Okumura A, Komatsu M, Abe S, et al. Amplitude-integrated electroencephalography in patients with acute encephalopathy with refractory, repetitive partial seizures. *Brain Dev* 2011；**33**：77-82.

18）Schmitt SE, Pargeon K, Frechette ES, Hirsch LJ, Dalmau J, Friedman D. Extreme delta brush：a unique EEG pattern in adults with anti-NMDA receptor encephalitis. *Neurology* 2012；**79**：1094-100.

19）Accolla EA, Kaplan PW, Maeder-Ingvar M, Jukopila S, Rossetti AO. Clinical correlates of frontal intermittent rhythmic delta activity（FIR-

DA）. *Clin Neurophysiol* 2011 ; **122** : 27-31.

20) Watemberg N, Linder I, Dabby R, Blumkin L, Lerman-Sagie T. Clinical correlates of occipital intermittent rhythmic delta activity（OIRDA）in children. *Epilepsia* 2007 ; **48** : 330-4.

21) Oguri M, Saito Y, Fukuda C, et al. Distinguishing Acute Encephalopathy with Biphasic Seizures and Late Reduced Diffusion from Prolonged Febrile Seizures by Acute Phase EEG Spectrum Analysis. *Yonago Acta Med* 2016 ; **59** : 1-14.

22) Schreiber JM, Zelleke T, Gaillard WD, Kaulas H, Dean N, Carpenter JL. Continuous video EEG for patients with acute encephalopathy in a pediatric intensive care unit. *Neurocrit Care* 2012 ; **17** : 31-8.

23) Topjian AA, Gutierrez-Colina AM, Sanchez SM, et al. Electrographic status epilepticus is associated with mortality and worse short-term outcome in critically ill children. *Crit Care Med* 2013 ; **41** : 215-23.

24) Abend NS, Gutierrez-Colina AM, Topjian AA, et al. Nonconvulsive seizures are common in critically ill children. *Neurology* 2011 ; **76** : 1071-7.

25) Gwer S, Idro R, Fegan G, et al. Continuous EEG monitoring in Kenyan children with non-traumatic coma. *Arch Dis Child* 2012 ; **97** : 343-9.

26) Abend NS, Topjian AA, Gutierrez-Colina AM, Donnelly M, Clancy RR, Dlugos DJ. Impact of continuous EEG monitoring on clinical management in critically ill children. *Neurocrit Care* 2011 ; **15** : 70-5.

27) Gold JJ, Crawford JR, Glaser C, Sheriff H, Wang S, Nespeca M. The role of continuous electroencephalography in childhood encephalitis. *Pediatr Neurol* 2014 ; **50** : 318-23.

28) Wagenman KL, Blake TP, Sanchez SM, et al. Electrographic status epilepticus and long-term outcome in critically ill children. *Neurology* 2014 ; **82** : 396-404.

29) Payne ET, Zhao XY, Frndova H, et al. Seizure burden is independently associated with short term outcome in critically ill children. *Brain* 2014 ; **137** : 1429-38.

30) Sansevere AJ, Duncan ED, Libenson MH, Loddenkemper T, Pearl PL, Tasker RC. Continuous EEG in Pediatric Critical Care : Yield and Efficiency of Seizure Detection. *J Clin Neurophysiol* 2017 ; **34** : 421-6.

31) Yamaguchi H, Nagase H, Nishiyama M, et al. Nonconvulsive Seizure Detection by Reduced-Lead Electroencephalography in Children with Altered Mental Status in the Emergency Department. *J Pediatr* 2019 ; **207** : 213-9.e3.

32) Hellström-Westas L, Rosén I. Continuous brain-function monitoring : state of the art in clinical practice. *Semin Fetal Neonatal Med* 2006 ; **11** : 503-11.

33) Shankaran S, Pappas A, McDonald SA, et al. Predictive value of an early amplitude integrated electroencephalogram and neurologic examination. *Pediatrics* 2011 ; **128** : e112-e20.

34) Komatsu M, Okumura A, Matsui K, et al. Clustered subclinical seizures in a patient with acute encephalopathy with biphasic seizures and late reduced diffusion. *Brain Dev* 2010 ; **32** : 472-6.

35) Stewart CP, Otsubo H, Ochi A, Sharma R, Hutchison JS, Hahn CD. Seizure identification in the ICU using quantitative EEG displays. *Neurology* 2010 ; **75** : 1501-8.

全身管理と
体温管理療法
（脳低温・平温療法）

第4章は Minds 2007 に準拠しており，推奨グレードは xi ページ 表3を参照

1 けいれん性てんかん重積・けいれん性てんかん遷延状態への対応

📝 推奨

1. 治療の留意点：けいれん性てんかん重積・けいれん性てんかん遷延状態[注1]の治療では，全身管理を行いながら，けいれん持続時間に応じた適切な薬物治療の選択を行う
   推奨グレード A

   急性脳症の早期診断にはけいれん後の意識状態の評価が重要であるので，必要以上の抗けいれん薬の投与を行わないことを考慮する　推奨グレード C1

2. 非経静脈的治療法：けいれん遷延状態に対する非経静脈的治療法としてミダゾラムの頬粘膜投与，鼻腔内投与，筋肉内注射投与を行う[注2]　推奨グレード B

   医療機関来院時におけるジアゼパム坐薬の直腸内投与は推奨されない　推奨グレード C2

3. 経静脈的治療法：けいれん性てんかん重積・けいれん性てんかん遷延状態に対する経静脈的治療法の第一選択薬としてミダゾラム，ロラゼパム，ないしジアゼパムを投与し
   推奨グレード B ，第二選択薬としてホスフェニトイン，フェニトイン，レベチラセタム，ないしフェノバルビタールを急速静脈投与する　推奨グレード B [注3]．難治けいれん性てんかん重積状態に対してミダゾラムの持続静注，チオペンタールないしチアミラールの急速静注・持続静注を行う　推奨グレード B

   注1：本ガイドラインにおけるけいれん性てんかん重積状態とはけいれんが 30 分間以上継続して認められる場合ないし断続的にけいれんが認められその間欠時に意識障害を 30 分間以上認めるものと定義される．けいれん性てんかん遷延状態とはけいれんが 5 分間以上継続して認められるものと定義される　推奨グレード該当せず
   注2：ミダゾラムの鼻腔内投与，筋肉内注射投与は適応外使用である
   注3：レベチラセタム静注はけいれん性てんかん重積状態の治療としては適応外使用である

💬 解説

けいれん性てんかん重積・けいれん性てんかん遷延状態の定義

けいれん性てんかん重積状態（CSE）とは，けいれん発作が認められその持続が長期化する状態ないし発作が断続的に認められるが発作の間欠時における意識障害が長期化するものを指す．けいれんによって増加する脳組織の酸素・エネルギー必要量が供給不可能な状況になり，神経組織が非可逆的な破綻を開始しはじめる時期が，けいれんが発症してから 30 分間を経過してからであるという動物実験からの知見に基づき，「長期化」とは通常 30 分間以上のものとすることが多い[1~3]．

けいれん発作が 5 分間以上継続して認められる場合はけいれん発作が自然に消退しづらくなり，15 分間以上経過した時点で適切な治療を行わない場合は 30 分間以上のけいれんに至ることが多い[4]．5 分間以上けいれん発作が認められた場合は積極的治療的介入が推奨される[1,2]．2015 年に公表された国際抗てんかん連盟の指針によれば，「けいれん性てんかん重積状態」の定義は持続するけいれんによって神経組織が破綻しうる時期（30 分間以上）と治療的介入開始が推奨される時期（5 分間以上）両面を考慮した形でとなっている[5]．しかし，本ガイドラインでは用語の混乱を避けるために 5 分間以上継続して認められるけいれん発作を「けいれん性てんかん遷延状態」と定義する．第二選択経静脈薬を投与後も重積状態が持続する場合は難治けいれん性てんかん重積状態と判断し，さらに麻酔薬などの治療後 24 時間を経過した時点で重積状態が持続するか再発を認める状態（super-refractory status epilepticus）では，低血圧，心肺不全，肝不全，腎不全，過敏症反応，播種性血管内凝固（DIC），敗血症，横紋筋融解症，イレウスなどといった様々な重篤な合併症をきたしやすく，死に至る場合も少なくない[5]．

けいれん性てんかん重積・けいれん性てんかん遷延状態の治療の留意点

けいれん性てんかん遷延状態と判断されたら，適切で迅速な薬物による治療的介入の開始が必要である．この場合けいれんの持続時間に配慮した適切な薬剤の選択とその使用が求められる．たとえば GABA 受容体作動薬であるミダゾラムやジアゼパムなどのベンゾジアゼピン系薬剤や Na チャネル遮断薬であるフェニトインはけいれん発作の比較的初期段階しか効果がない可能性がある[6,7]．それらの治療効果がないからといってむやみに過量を投与すれば，有害事象のみを引き起こす結果になりうる．重積状態の治療が終了した後にジストニアなどの異常姿勢や振戦・舞踏様運動など不随意運動が認められる場合があり，これらの不随意姿勢・運動をけいれんの再発と誤認すべきでない．けいれん性てんかん重積状態治療後の基礎的な評価としてバイタルサインと意識状態の把握は最重要であるが，後者の評価はしばしば不確実となることが多い．すなわち意識状態の低下が使用した薬剤によるものなのか，それとも重積状態を引き起こした病態や原因疾患によるものなのか，それとも重積状態そのものによる中枢神経機能不全なのかの判定が困難であることも少なくない．意識低下状態の遷延の有無を早期に判定することは，現時点においては急性脳症の早期診断の重要なポイントであり，必要以上の薬剤投与による鎮静を行うことは推奨されない．

けいれん性てんかん遷延状態に対する非経静脈的治療法（表 1）

ミダゾラムの頬粘膜投与（0.5 mg/kg）[8〜10]，鼻腔投与（0.2 mg/kg）[11]は有効で安全な緊急処置方法である．静脈ルートの確保が困難な状況ではその有用性は高く，国内では頬粘膜投与が適応使用可となっている．来院前にも実施しうる治療の選択肢となりうる．

ミダゾラム筋注は成人および小児においてロラゼパム静注と同様の安全性と治療効果があり[12,13]．小児においてジアゼパム静注と同等で，より早い効果がある[14]．

ジアゼパム坐薬直腸内投与によるけいれん性てんかん遷延状態に対する治療効果を示すエビデンスは乏しく，上記治療によるベンゾジアゼピン系薬剤過量投与になるおそれがあり，医療機関における治療としては推奨されない．

けいれん性てんかん重積・けいれん性てんかん遷延状態に対する経静脈的治療法（表 1）

Hayashi らは国内でのミダゾラムの小児けいれん性てんかん遷延状態・重積状態に対する有効性についての後方視的研究を行い安全性と有効性を報告している[15]．小児においてロラゼパム静注はけいれん性てんかん遷延状態，けいれん性てんかん重積状態に対してジアゼパム静注と同等の有効性をもつが[16]，前者のほうが発作の再発が少なく，呼吸抑制の頻度も低い．さらに，ロラゼパムは静注後効果持続時間が長いため，欧米諸国の小児けいれん性てんかん重積状態治療ガイドラインではけいれん遷延状態の治療に対する第一選択静注薬となっている[2,17,18]．日本におけるミダゾラムを

表1 けいれん性てんかん遷延状態・重積状態の薬物治療

A. けいれん性てんかん遷延状態に対する非経静脈的治療法

来院時にミダゾラムの投与：
　①0.5％ミダゾラム口腔内用液頬粘膜投与：
　　修正在胎52週以上1歳未満の患児には2.5 mg，1歳以上5歳未満の患児には5 mg，5歳以上10歳未満の患者には7.5 mg，10歳以上18歳未満の患児には10 mgを頬粘膜投与
　②0.5％ミダゾラム注射液：筋肉内注射（0.1〜0.35 mg/kg　最大量10 mg）（適応外使用）

B. けいれん性てんかん遷延状態・重積状態に対する経静脈的治療法

1）第一選択：次の①〜③のいずれかを選択する（適応量で止痙できなければ直ちに第二選択へ進む）
　①ミダゾラム 0.15 mg/kg 静注（速度：1 mg/分）　必要に応じて1回につき0.1〜0.3 mg/kgの範囲で追加投与するが，初回投与と追加投与の総量として0.6 mg/kgを超えない*.
　②ロラゼパム 0.05 mg/kg 静注（速度：2 mg/分）を静脈内投与する．必要に応じて0.05 mg/kgを追加投与するが，初回投与と追加投与の総量として0.1 mg/kgを超えない.
　③ジアゼパム 0.3〜0.5 mg/kg 静注
*：再発が強く予想される場合は持続静注可能．しかしその後の意識レベルの判定が困難となることによって急性脳症の診断が不確実になる可能性がある.

2）第二選択：次の①〜③を選択する（副作用に注意して複数を選択可能）
　①ホスフェニトイン 22.5 mg/kg 静注（速度：3 mg/kg/分以下＝7.5分以上）（維持投与の場合5〜7.5 mg/kg/日を1回または分割静注，速度1 mg/kg/分以下）ないしフェニトイン 15〜20 mg/kg 静注（速度：1 mg/kg/分以下＝15分以上　1回最大量250 mg）
　②レベチラセタム 20〜30 mg/kg 静注（速度：15分間かけて静脈内に注入）（適応外使用）
　③フェノバルビタール 15〜20 mg/kg 静注（速度：100 mg/分以下かつ10分以上かける）
注意：添付文書によれば，ホスフェニトインは2歳以上のてんかん重積状態に用いる．しかし急性脳症の治療において2歳以下の児に使用されて安全かつ有益であったとする報告がある．レベチラセタム静注はけいれん性てんかん重積状態の治療としては適応外使用となる．しかし，静注用レベチラセタムを経口投与不可の状態において抗てんかん薬として使用し効果のあった場合は，経口投与が可能となった後に必要であれば同量を経口投与することは適応内の使用方法である.

C. 難治けいれん性てんかん重積状態に対する経静脈的治療法（原則として常時モニターできる環境下での適切な全身管理が必要であり，可能であればICU管理下で実施する）

　①ミダゾラム 0.1 mg/kg/時から開始し最大量0.4 mg/kg/時までの範囲内で，0.05〜0.1 mg/kg/時ずつ増量する.
　②チオペンタールないしチアミラール 3〜5 mg/kg（成人最大量200 mg）静注投与後3〜5 mg/kg/時　持続静注

けいれん性てんかん遷延状態ないしけいれん性てんかん重積状態に対する第一選択静注薬とする後方視的検討では，有効率（けいれん消失ないし50％以上減少）は80％前後で，呼吸抑制などの副作用は10％以下であり，比較的安全で有効な静注薬であるとされている[19〜21]．以上から日本では静注薬の第一選択としてはミダゾラム，ロラゼパムないしジアゼパムの適応使用が推奨される[19〜21].

　第二選択静注薬としては諸外国および国内のガイドラインではホスフェニトイン（ないしフェニトイン），レベチラセタム，フェノバルビタールが記載されている．フェニトインはホスフェニトインに比較して忍容性に劣るが，ホスフェニトインが使用できない場合は代替薬として選択しうる．レベチラセタムとホスフェニトイン（フェニトイン）を比較した場合，同等の止痙効果が認められることが諸外国から複数報告されている[22〜25]．またレベチラセタムとロラゼパムの効果について無作為非盲検研究を行った結果では同等の効果が認められ，心血管系への有害事象の発生も少なかったことが報告されている[26]．フェノバルビタールは投与後の鎮静が遷延する場合が多く，急性脳症を疑う場合，早期評価が困難になる可能性があるためホスフェニトイン，レベチラセタムに次ぐ選択薬と位置付けられる．ラコサミドの小児けいれん性てんかん重積状態に対する効果に関するエビデンスの高い報告はないが，後方視的研究では対象の45〜78％において止痙効果があったと報告されている[27]．なお静注用レベチラセタムと静注用ラコサミドはけいれん性てんかん重積状態に対しては適応外使用となる.

　小児難治けいれん性てんかん重積状態に対するミダゾラム持続静注とジアゼパム急速静注の比較

研究では，治療効果と副作用は同等であり[28]，プロポフォールとチオペンタールの後方視的検討では両者は同様の効果があるが，プロポフォールは用量に十分な配慮をすることによって比較的安全に使用し得たと記載されている[29]．小児難治けいれん性てんかん重積状態のジアゼパム，ミダゾラム，チオペンタール，ペントバルビタール，イソフルランによる治療に関するメタ・アナリシスでは，すべてに治療効果があるものの，ジアゼパムは他3剤よりも劣っており，副作用は同等であった．致死率はジアゼパムが19%，ペントバルビタールが17%，チオペンタールが31%，イソフルランが40%であり，ミダゾラム使用例は少数であったものの死亡例は認められなかった[30,31]．

　国内外においてプロポフォール，ミダゾラム，チオペンタールやペントバルビタールは成人の難治けいれん性てんかん重積状態に対する代表的な静注薬とされている．いわゆる「プロポフォール注入症候群」は多臓器不全をきたし，致死率が高い．まれであるが小児，成人の両方に認められる．特に高用量・長期投与を行った際に起こりやすい．心電図モニターでBrugada型変化が早期に認められる．アメリカ神経集中治療学会のガイドラインよると小児に対するプロポフォールの持続経静脈投与は禁忌とされている[32]．

1 注　意

　ミダゾラム注射薬には筋注と静注の両方が可能な0.5%注射薬と静注のみが可能な0.1%注射薬があり，各用途によって選択する．けいれん性てんかん重積状態の使用適応のあるものは後者である．

　チオペンタール，チアミラールなどのバルビツレート製剤はGABA受容体を介する強力な抗けいれん作用を有するが，体内蓄積効果があるため回復に時間のかかる場合があること，呼吸循環抑制効果があり高率に血圧降下をきたすことなどの不利益性に十分配慮して使用することが推奨される．

2 適応外使用

　科学的根拠はあるが適応となっていない薬剤の救急の現場での適応外使用についてはあくまでも患者救命を優先し，有益性と不利益性を十分考慮したうえで，治療にあたる医師の裁量に委ねられる．

🔗 文献

1）Shorvon S. Status Epilepticus : Its Clinical Features and Treatment in Children and Adults. Cambridge : Cambridge University Press, 1994.
2）EFA Working Group on Status Epilepticus. Treatment of convulsive status epilepticus. Recommendations of the Epilepsy Foundation of America's Working Group on status epilepticus. *JAMA* 1993 ; **270** : 854-9.
3）Lowenstein DH. The Management of Refractory Status Epilepticus : An Update. *Epilepsia* 2006 ; **47**（Suppl 1）: 35-40.
4）Shinnar S, Berg AT, Moshe SL, Shinnar R. How long do new-onset seizures in children last? *Ann Neurol* 2001 ; **49** : 659-64.
5）Trinka E, Cock H, Hesdorffer D, et al. A definition and classification of status epilepticus--Report of the ILAE Task Force on Classification of Status Epilepticus. *Epilepsia* 2015 ; **56** : 1515-23.
6）Shorvon S, Ferlisi M. The treatment of super-refractory status epilepticus : a critical review of available therapies and a clinical treatment protocol. *Brain* 2011 ; **134** : 2802-18.
7）Smith KR, Kittler JT. The cell biology of synaptic inhibition in health and disease. *Curr Opin Neurobiol* 2010 ; **20** : 550-6.
8）Scott RC, Besag FM, Neville BG. Buccal midazolam and rectal diazepam for treatment of prolonged seizures in childhood and adolescence : a randomised trial. *Lancet* 1999 ; **353** : 623-6.
9）McIntyre J, Robertson S, Norris E, et al. Safety and efficacy of buccal midazolam versus rectal diazepam for emergency treatment of seizures in children : a randomised controlled trial. *Lancet* 2005 ; **366** : 205-10.
10）McTague A, Martland T, Appleton R. Drug management for acute tonic-clonic convulsions including convulsive status epilepticus in children. *Cochrane Database Syst Rev* 2018 ; **1** : CD001905.
11）Lahat E, Goldman M, Barr J, Bistritzer T, Berkovitch M. Comparison of intranasal midazolam with intravenous diazepam for treating febrile seizures in children : prospective randomised study. *BMJ* 2000 ; **321** : 83-6.
12）Silbergleit R, Durkalski V, Lowenstein D, et al. Intramuscular versus intravenous therapy for prehospital status epilepticus. *N Engl J Med* 2012 ; **366** : 591-600.
13）Welch RD, Nicholas K, Durkalski-Mauldin VL, et al. Intramuscular midazolam versus intravenous lorazepam for the prehospital treatment of status epilepticus in the pediatric population. *Epilepsia* 2015 ; **56** : 254-62.
14）Chamberlain LM, Altieri MA, Futterman C, Young GM, Ochsenschlager DW, Waisman Y. A prospective, randomized study comparing intramuscular midazolam with intravenous diazepam for the treatment of seizures in children. *Pediatr Emerg Care* 1997 ; **13** : 92-4.
15）Hayashi K, Osawa M, Aihara M, et al. Efficacy of intravenous midazolam for status epilepticus in childhood. *Pediatr Neurol* 2007 ; **36** : 366-72.

16） Appleton R, Sweeney A, Choonara I, Robson J, Molyneux E. Lorazepam versus diazepam in the acute treatment of epileptic seizures and status epilepticus. *Dev Med Child Neurol* 1995 ; **37** : 682-8.

17） Appleton R, Choonara I, Martland T, Phillips B, Scott R, Whitehouse W. The treatment of convulsive status epilepticus in children. The Status Epilepticus Working Party, Members of the Status Epilepticus Working Party. *Arch Dis Child* 2000 ; **83** : 415-9.

18） The Guideline Development Group, National Clinical Guideline Centre and NICE project team. The epilepsies : the diagnosis and management of the epilepsies in adults and children in primary andsecondary care. https : //www. nice. org. uk/guidance/ng217 ［閲覧日 : 2022. 10. 5］

19） Yoshikawa H, Yamazaki S, Abe T, Oda Y. Midazolam as a first-line agent for status epilepticus in children. *Brain Dev* 2000 ; **22** : 239-42.

20） 皆川公夫, 渡邊年秀. 小児のけいれん重積およびけいれん群発に対する 8 年間の midazolam 静注治療成績の検討. 脳と発達 2003 ; **35** : 484-90.

21） 浜野晋一郎, 田中　学, 望月美佳, 杉山延喜, 衞藤義勝. 小児けいれん重積症に対する midazolam 治療の臨床的検討. 脳と発達 2003 ; **35** : 304-9.

22） Kapur J, Elm J, Chamberlain JM, et al. Randomized Trial of Three Anticonvulsant Medications for Status Epilepticus. *N Engl J Med* 2019 ; **381** : 2103-13.

23） Chamberlain JM, Kapur J, Shinnar S, et al. Efficacy of levetiracetam, fosphenytoin, and valproate for established status epilepticus by age group（ESETT）: a double-blind, responsive-adaptive, randomised controlled trial. *Lancet* 2020 ; **395** : 1217-24.

24） Lyttle MD, Rainford NEA, Gamble C, et al. Levetiracetam versus phenytoin for second-line treatment of paediatric convulsive status epilepticus（EcLiPSE）: a multicentre, open-label, randomised trial. *Lancet* 2019 ; **393** : 2125-34.

25） Dalziel SR, Borland ML, Furyk J, et al. Levetiracetam versus phenytoin for second-line treatment of convulsive status epilepticus in children（ConSEPT）: an open-label, multicentre, randomised controlled trial. *Lancet* 2019 ; **393** : 2135-45.

26） Misra UK, Kalita J, Maurya PK. Levetiracetam versus lorazepam in status epilepticus : a randomized, open labeled pilot study. *J Neurol* 2012 ; **259** : 645-8.

27） Strzelczyk A, Zöllner JP, Willems LM, et al. Lacosamide in status epilepticus : Systematic review of current evidence. *Epilepsia* 2017 ; **58** : 933-50.

28） Singhi S, Murthy A, Singhi P, Jayashree M. Continuous midazolam versus diazepam infusion for refractory convulsive status epilepticus. *J Child Neurol* 2002 ; **17** : 106-10.

29） van Gestel JPJ, Blussé van Oud-Alblas HJ, Malingré M, Ververs FFT, Braun KPJ, van Nieuwenhuizen O. Propofol and thiopental for refractory status epilepticus in children. *Neurology* 2005 ; **65** : 591-2.

30） Gilbert DL, Gartside PS, Glauser TA. Efficacy and mortality in treatment of refractory generalized convulsive status epilepticus in children : a meta-analysis. *J Child Neurol* 1999 ; **14** : 602-9.

31） Gilbert DL, Glauser TA. Complications and costs of treatment of refractory generalized convulsive status epilepticus in children. *J Child Neurol* 1999 ; **14** : 597-601.

32） Brophy GM, Bell R, Claassen J, et al. Guidelines for the evaluation and management of status epilepticus. *Neurocrit Care* 2012 ; **17** : 3-23.

2 急性脳症の全身管理

🔖 推奨

1. 中等症〜重症の急性脳症に対しては，全身管理を行うための適切なモニター装置を使用し，全身状態をできうる限り改善・維持するための支持療法を行う　推奨グレード A

　1）PALS2020 に準拠した初期蘇生
　2）三次救急医療施設ないしそれに準ずる施設への搬送
　3）必要な場合，集中治療室（ICU）への入室
　4）呼吸，循環，中枢神経，体温，血糖・電解質，栄養を含む全身管理

💬 解説

　可逆性脳梁膨大部病変を有する軽症脳炎・脳症（MERS）などの軽症例を除く中等症〜重症の急性脳症の患者においては，タイプにかかわらず，全身状態をできうる限り改善しかつ維持するための支持療法が全身管理の基盤である．PALS 2020[a]に準拠して初期蘇生を行った後，中等症〜重症の急性脳症が疑われたら三次救急医療施設ないしそれに準ずる施設と緊密な連携を行いつつ適切な搬送を考慮する[1,2]．搬送の際は，蘇生・全身管理に精通した医療者の同乗を考慮する．急性脳症のタイプや重症度に応じた全身管理が行われることが推奨され，全身管理には呼吸器管理，循環管理，中枢神経管理，体温管理，血糖・電解質管理，栄養管理が含まれる．

呼吸器管理

　呼吸器管理のモニター装置：パルスオキシメトリーと，$PaCO_2$ モニターないし呼気終末 CO_2 モニター．

　意識障害時では，誤嚥・無呼吸などにより偶発する二次性脳損傷を回避するため，GCS 8 以下，JCS 30 以上では気管挿管により気道確保して呼吸管理を行う[a,b]．経皮的動脈血酸素飽和度 94％ 以上に安定する状態を目標とするが，過剰な高酸素血症による脳障害への影響を否定できないため，動脈血酸素分圧をモニターしながら，適切な酸素濃度投与と人工呼吸器の設定を行う．後述するような治療抵抗性を示す頭蓋内圧亢進に対する治療として過換気治療を行う場合を除き，二酸化炭素分圧を低く保つ状態は脳循環血流量の低下をもたらすことに配慮して設定を行う．気管挿管時の喉頭展開は，頭蓋内圧亢進状態をさらに悪化させ脳ヘルニアを惹起する可能性があるため，十分な鎮静を行ってから気管挿管をすることが推奨される．また，気管挿管による人工呼吸器管理下では鎮痛薬（フェンタニルなど）と鎮静薬を十分投与することが推奨される．神経筋遮断薬を用いる場合は，ストレス徴候（頻拍，高血圧，瞳孔散大，流涙など）の有無に注意し，適切に鎮静されていることを確認する．持続脳波モニタリングは鎮静の確認に有用である．

循環管理のモニター装置：心電図モニター，血圧・脈圧モニター，パルスオキシメトリー(可能であれば中心静脈血圧モニター，中心静脈血酸素飽和度モニター)．

循環管理の目標は，血圧と心拍出量を適切に維持し，組織への酸素供給および基質の供給を回復し維持することである．中枢脈拍と末梢脈拍，心拍数，毛細血管再充満時間，血圧，四肢体温，皮膚色をチェックするなど身体所見の十分な観察を行う．血圧・脈圧の測定には必要であれば留置動脈ラインによるモニタリングが推奨され，乳児では収縮期圧で 70 mmHg 以上，1〜10 歳の小児では 70＋年齢×2 mmHg，10 歳を超える小児では 90 mmHg を超えることが参考となる目標値である[a]．十分な脳灌流圧を維持・管理する目的で脳灌流圧(脳灌流圧〈CPP〉＝平均動脈圧〈MAP〉－頭蓋内圧〈ICP〉)のモニターを行うことがある．脳血流を確保するため，必要十分な輸液を行うことが推奨され，不要な水分制限や利尿薬投与を行うことは推奨されない．心電図モニターによって連続的に心拍数と不整脈の有無をチェックすることが可能である．心臓超音波装置は心機能と血管内血液容量を経時的に測定し評価するのに有用である．適宜実施する標準 12 誘導心電図，胸部 X 線画像も心機能評価の参考となる．血液検査として動脈静脈血ガス，Hb，Ht，血糖，電解質，BUN，Cre，カルシウム，乳酸などを測定し循環管理のための指標とする．全身の酸素摂取量が一定であると仮定した場合，動脈静脈酸素較差の上昇は心拍出量の低下を示唆する．人工呼吸器管理，頭蓋内圧管理，けいれんのコントロールなどの際に使用する鎮静薬，鎮痛薬，抗けいれん薬の投与によって血圧の低下をきたすことがしばしば認められるため注意する．持続的ショックが認められる場合，その要因となる病態を判定しその治療を行うとともに 0.9% 生理食塩水あるいは糖を含まない細胞外液補充液 20 mL/kg を 5〜10 分で静注することが推奨される．心原性ショックが否定できない場合は肺水腫の合併や呼吸機能の悪化に十分留意しながら 5〜10 mL/kg を 10〜20 分で静注することが推奨される．通常の 1 時間ごとの維持輸液量(mL)の参考となる目安は 10 kg 以下なら 4×体重(kg)，10〜20 kg なら 40＋2×(体重(kg)－10)，20 kg 以上なら 40＋体重(kg)である．

中枢神経管理のモニター装置：aEEG(可能であれば脳圧測定モニター)．

1 意識状態・神経学的所見

意識状態(JCS，GCS)と瞳孔径，対光反射，角膜反射，眼球頭位反射などの脳幹反射を経時的に観察する．GCS 8 以下あるいは短時間に 2 ポイント以上の低下，対光反射消失・瞳孔不同など切迫脳ヘルニア徴候が認められる場合には，速やかに頭部 CT を行うことが推奨される．気道確保のために喉頭展開を行う場合には十分な鎮痛と鎮静を行うことに配慮する[a]．

2 頭蓋内圧亢進の管理

①頭蓋内圧亢進を疑う場合は積極的に頭蓋内圧測定を実施することを考慮する．その場合，頭蓋内圧は 20 mmHg 以下になるように維持し，30 mmHg 以上になる状態が 3 分以上継続しないようにコントロールされることが目標となる[3〜7]．脳灌流圧(脳灌流圧〈CPP〉＝平均動脈圧〈MAP〉－頭蓋内圧〈ICP〉)をモニターする場合，乳幼児では 40 mmHg 以下，それよりも年長児では 50 mmHg 以下にならないようにすることが目標になる[6,8]．

②血圧が良好であれば頭部側を 30° 上昇させるようにベッドの傾きを調整してよい[a]．

③頭蓋内圧亢進状態であると判断した場合は，3% 食塩水を 6.5〜10 mL/kg を急速静注することが推奨される[9]．頭蓋内圧が測定できる場合，3% 食塩水を 0.1〜1.0 mL/kg/ 時の速度で投与量を漸増していき頭蓋内圧が 20 mmHg 以下になるように最少投与量で維持する方法がある．血清浸透圧は 320 mOsm/L を超過しないようにするのが一般的であるが，頭蓋内圧亢進状態に対する治療として 3% 食塩水を使用した場合 360 mOsm/L までは耐容しうるとの報告がある[10]．血清 Na が 160 mEq/L を超えると血清 Cre 値が 2 倍以上に上昇するとの報告[11]もあり，腎機能に注意する．

④ D- マンニトール（0.5～1 g/kg）を使用する場合は 15～30 分で静注，通常は 1 日に 3～6 回繰り返す[b]．血清浸透圧を測定し，320 mOsm/L を超えないようすることを目標とする[12]．

⑤ グリセオール® は新生児や飢餓状態に陥っている乳幼児，先天性グリセリン代謝異常症，先天性果糖代謝異常症，フルクトース -1,6- ビスホスファターゼ（FBPase）欠損症などにおいては低血糖，高乳酸血症，アシドーシスなどをきたす場合があり推奨しない[c]．

⑥ バルビツレートは小児頭部外傷後の頭蓋内圧亢進に対する治療として他の方法による治療が不十分であり，血圧が安定している場合に試みてよいとされ[13,14]，小児急性脳症においても同様の期待がもたれる．けいれん性てんかん重積状態で使用する場合と同様の用量を使用してよい．

⑦ 治療抵抗性を示す頭蓋内圧亢進に対する治療として過換気治療を行う場合は pCO₂＝25～30 mmHg までにとどめ，頭蓋内圧測定をすることを考慮する[15,16]．

3 脳波モニタリング

小児の救急患者における様々な脳症では脳波モニタリングを行うことによりその重症度が判明するが，早期にその異常を発見し治療することが二次的な脳障害を防ぎ神経学的予後を改善するかどうかについての結論はでていない．しかし，脳波モニタリングは多くの患児において臨床的管理の変更を決定するための情報をもたらす[17]．また，急性脳症小児においてみかけ上のけいれんが認められなくても，脳波上てんかん重積状態が認められる場合は致死率に影響し短期的神経学的予後悪化因子となる[18]．したがって，小児急性脳症においては継続的に脳波モニターを計測することが考慮される．aEEG は簡易的な脳波モニターとして便利である．より詳細に脳波の検討を要する場合は多チャンネル脳波記録装置を用いて持続的記録を実施することがある．

4 服用中の中枢作動性薬剤

服用中の薬剤投与継続についてはそれらが患児にもたらす有益性と不利益性を鑑みて，その是非を判断する．テオフィリンはアデノシン A1 受容体阻害作用によりけいれんの抑制を阻害する可能性があり，急性脳症の発症に関与することが否定できない[c]．ヒスタミンはけいれん抑制的に作用する神経伝達物質であるため，抗ヒスタミン薬が脳内へ移行し拮抗することは望ましくないと考えられる[c]．バルプロ酸ナトリウムによって高アンモニア血症，低血糖，乳酸アシドーシスをきたす可能性がある[c]．

血糖・電解質管理

① Na 濃度の管理目標：低ナトリウム血症および，Na の急激な低下（1 日 12 mEq/L 以上）は脳浮腫を引き起こすので，これを避ける．

② 低カルシウム血症に対して塩化カルシウム 20 mg/kg を経静脈投与する．

③ 代謝性アシドーシスに対し，NaHCO₃ の投与は必ずしも必要ない．

④ 血糖値は 100～150 mg/dL に保つ．高くとも 180 mg/dL を超えないよう，インスリンの使用を考慮する．

体温管理

① 腋窩，直腸内，膀胱内，外耳道などに体温計を複数設置し測定することが推奨される．

② 小児急性脳症に対する解熱薬による体温管理が予後に与える影響に関するエビデンスはない．しかし，集中治療を要する種々の急性神経疾患において高体温の合併は神経学的予後不良因子であることが判明していること，高体温による中枢神経における代謝亢進に伴うエネルギーの枯渇，フリーラジカル産生亢進，血液脳関門の破綻，頭蓋内圧亢進，蛋白質変化亢進などが実験で確認されていることから，体温を管理することは重要であると信じられている．解熱薬を使用する場合はアセトアミノフェン 10 mg/kg/ 回を 4～6 時間ごと，イブプロフェン 10 mg/kg/ 回を 6～8 時間ごとに投与する．サリチル酸，ジクロフェナク酸，メフェナム酸の使用は望ましくない．

③ 積極的治療を目的として体温管理療法（脳低温・平温療法）を行う場合がある（第 4 章 -3 参照）．

小児急性脳症に対する栄養管理についてのエビデンスのある報告はない．集中治療が必要な小児は十分栄養が供給されない場合には感染症を併発しやすく，死亡率が高く，また外傷治癒が不良であることが判明している[19]．経腸栄養法にせよ中心静脈栄養法にせよそれらを阻止する理由がない場合は，開始することを考慮する．

参考にした二次資料

a）AHA．PALS プロバイダーマニュアル AHA ガイドライン 2020 準拠．東京：シナジー，2021.

b）Kochanek PM, Carney N, Adelson PD, et al. Guidelines for the acute medical management of severe traumatic brain injury in infants, children, and adolescents--second edition. *Pediatr Crit Care Med* 2012；**13**（Suppl 1）：S1-82.

c）山内秀雄，市山高志，大澤真木子，ら．小児の急性脳症．日本医薬情報センター，編．重篤副作用疾患別対応マニュアル第 5 集．東京：日本医薬情報センター，2011：58-72.

文献

1）Pearson G, Shann F, Barry P, et al. Should paediatric intensive care be centralized? Trent versus Victoria. *Lancet* 1997；**349**：1213-7.

2）武井健吉，清水直樹，松本 尚，ら．小児重症患者の救命には小児集中治療施設への患者集約が必要である．日本救急医学会雑誌 2008；**19**：201-7.

3）Pfenninger J, Kaiser G, Lütschg J, Sutter M. Treatment and outcome of the severely head injured child. *Intensive Care Med* 1983；**9**：13-6.

4）Esparza J, M-Portillo J, Sarabia M, Yuste JA, Roger R, Lamas E. Outcome in children with severe head injuries. *Childs Nerv Syst* 1985；**1**：109-14.

5）Alberico AM, Ward JD, Choi SC, Marmarou A, Young HF. Outcome after severe head injury. Relationship to mass lesions, diffuse injury, and ICP course in pediatric and adult patients. *J Neurosurg* 1987；**67**：648-56.

6）Kasoff SS, Lansen TA, Holder D, Filippo JS. Aggressive physiologic monitoring of pediatric head trauma patients with elevated intracranial pressure. *Pediatr Neurosci* 1988；**14**：241-9.

7）Grinkeviciūte DE, Kevalas R, Matukevicius A, Ragaisis V, Tamasauskas A. Significance of intracranial pressure and cerebral perfusion pressure in severe pediatric traumatic brain injury. *Medicina*（Kaunas）2008；**44**：119-25.

8）Downard C, Hulka F, Mullins RJ, et al. Relationship of cerebral perfusion pressure and survival in pediatric brain-injured patients. *J Trauma* 2000；**49**：654-8.

9）Fisher B, Thomas D, Peterson B. Hypertonic saline lowers raised intracranial pressure in children after head trauma. *J Neurosurg Anesthesiol* 1992；**4**：4-10.

10）Peterson B, Khanna S, Fisher B, Marshall L. Prolonged hypernatremia controls elevated intracranial pressure in head-injured pediatric patients. *Crit Care Med* 2000；**28**：1136-43.

11）Dominguez TE, Priestly MA, Huh JW. Caution should be exercised when maintaining a serum sodium level ＞ 160 meq/L. *Crit Care Med* 2004；**32**：1438-40.

12）Bratton SL, Chestnut RM, Ghajar J, et al. Guideline for the management of severe traumatic brain injury. II. Hyperosmolar therapy. *J Neurotrauma* 2007；**24**（Suppl 1）：S14-S20.

13）Pittman T, Bucholz R, Williams D. Efficacy of barbiturates in the treatment of resistant intracranial hypertension in severely head-injured children. *Pediatr Neurosci* 1989；**15**：13-7.

14）Kasoff SS, Lansen TA, Holder D, Filippo JS. Aggressive physiologic monitoring of pediatric head trauma patients with elevated intracranial pressure. *Pediatr Neurosci* 1988；**14**：241-9.

15）Skippen P, Seear M, Poskitt K, et al. Effect of hyperventilation on regional cerebral blood flow in head-injured children. *Crit Care Med* 1997；**25**：1402-9.

16）Curry R, Hollingworth W, Ellenbogen RG, Vavilala MS. Incidence of hypo- and hypercarbia in severe traumatic brain injury before and after 2003 pediatric guidelines. *Pediatr Crit Care Med* 2008；**9**：141-6.

17）Abend NS, Topjian AA, Gutierrez-Colina AM, Donnelly M, Clancy RR, Dlugos DJ. Impact of continuous EEG monitoring on clinical management in critically ill children. *Neurocrit Care* 2011；**15**：70-5.

18）Topjian AA, Gutierrez-Colina AM, Sanchez SM, et al. Electrographic status epilepticus is associated with mortality and worse short-term outcome in critically ill children. *Crit Care Med* 2013；**41**：215-23.

19）Skillman HE, Wischmeyer PE. Nutrition therapy in critically ill infants and children. *JPEN J Parenter Enteral Nutr* 2008；**32**：520-34.

3 急性脳症全般に対する体温管理療法 （脳低温療法：目標体温 32 ～ 35℃，脳平温療法：目標体温 36℃）

📝 推奨

1. CQ1 を参照

2. CQ1 以外に小児の急性脳症における体温管理療法（脳低温・平温療法）の有効性に関する明確なエビデンスはない　推奨グレードなし

💬 解説

体温管理療法（脳低温療法：目標体温 32 ～ 35℃）の適応

　小児急性脳症において脳低温療法の臨床効果に関する有効性と安全性を示した質の高い文献的エビデンスはない．今現在，脳低温療法に関する質の高いエビデンスがあるのは，成人の心室性不整脈に由来する院外心肺停止状態に関連した心肺蘇生後の急性脳障害および新生児の低酸素性虚血性脳症の 2 つのみである．

　成人における院外心肺停止状態については，2002 年に質の高い 2 本の論文報告がある．心肺停止状態より蘇生した 273 例を対象に，急性期に体温管理を行わない群と 24 時間以内の体内温度を 32℃ から 34℃ に保つ群とを比較し，半年後の死亡率に有意差が認められている[1]．また，心停止より蘇生後に意識が戻らず脳障害を認めた 77 例の成人に対し，体温管理を行わない群と 12 時間 33℃ に保つ群で生命予後が改善している[2]．同年，アメリカ心臓協会（American Heart Association：AHA）やヨーロッパ蘇生協会（European Resuscitation Council：ERC）は脳低温療法を成人における心肺停止状態から蘇生後の治療として推奨した．一方で，院外心停止をきたした小児 38 例に対し脳低温療法を実施した臨床研究では，その臨床効果は確認されなかった[3]．

　また，新生児の低酸素性虚血性脳症については 2005 年から 2010 年にかけて欧米，中国，オセアニアを中心に 6 つの大規模臨床試験が行われている．2009 年に 163 例を対象とし直腸温 33 ～ 34℃ を目標温度に全身冷却を 72 時間実施した TOBY Trial では 18 か月後の死亡または重度後遺症に有意差が認められた[4]．またその後，小児期までの追跡調査でも認知能力の改善を認めている[5]．2010 年に 100 例を対象に選択的頭部冷却法で鼻咽腔を 34 ± 0.2℃ に 72 時間実施した China Study Group においても 18 か月後の死亡率および重度後遺症に有意差を認めた[6]．その後，2010 年には国際蘇生連絡協議会（International Liaison Committee on Resuscitation：ILCOR）で新生児低酸素性虚血性脳症に対する脳低温療法が推奨されている[7]．

　その一方，小児急性脳症に対する脳低温療法の有効性を示した報告は症例報告レベルにとどまり，大規模の臨床研究論文はいまだ存在しない．佐治らは臨床的に急性脳症が疑われる症例に対する，デキサメタゾン併用の 34℃ を目標体温とした体温管理療法 15 例と 36℃ を目標体温とした体温管理療法単独（ステロイド併用なし）を行った 10 例で，Pediatric cerebral performance category（PCPC）scale（1：後遺症なし，2：軽度後遺症，3：中等度後遺症，4：重度後遺症，5：植物状態，6：脳死

もしくは死亡）[8]による退院時神経学的予後の中央値（範囲）は 34℃ で 1（1-4），36℃ で 1（1-3），合併症としての肺炎は 34℃ 1 例（7%），36℃ 1 例（10%），血液凝固障害は 34℃ 1 例（7%），36℃ 0 例（0%）といずれも両群間で有意差を認めなかったことを報告した[9]．Hoshide らによるけいれん重積型（二相性）急性脳症（AESD）診断確定例を対象に，late seizure が出現した後に 34.5 ± 0.5℃，48 時間の体温管理療法（脳低温療法）を実施した 8 例と，おもにヒストリカルコントロールからなる通常管理 7 例を比較した検討では後遺症の頻度は体温管理療法実施例 8 例中 4 例，通常管理例 7 例中 4 例と差はなかったが，後のてんかん発症例の割合はそれぞれ 8 例中 0 例と，7 例中 4 例で，体温管理療法実施例で低かったことが報告されている[10]．急性脳症は，脳の機能障害に起因する様々な病態を包括する非常に広いスペクトラムを有する概念である．したがって，小児急性脳症においては，その分類や重症度に応じた治療方法が選択されることが望ましい．症例によっては脳低温療法の導入による医学的な不利益性が利益性に対して上回る可能性も否定はできない．そのため現時点において，本ガイドラインで脳低温療法をすべての急性脳症にルーチンに推奨する治療法とは位置付けない．

　なお，低体温療法の保険適用は「心肺蘇生後の患者に対して，直腸温 35℃ 以下で 12 時間以上維持した場合に開始より 3 日間に限り算定できる」「重度脳障害患者の治療的低体温の場合は算定できない」（令和 2 年度診療報酬点数表）とされ，急性脳症に対する脳低温療法は保険適用外である．そのため小児患者の代理者となって意思決定を行う成人（多くの場合は親権者か保護者）に対して，脳低温療法が保険適用外であることも含めて十分なインフォームド・コンセントを得ることが必要である．

体温管理療法（脳低温療法：目標体温 32 〜 35℃）の方法

　以上に示したように，現時点で小児急性脳症に対する脳低温療法の明確なエビデンスは存在しない．しかし，国内外のいくつかの施設においてすでに脳低温・平温療法が導入されている現状がある．小児に対する脳低温療法の方法については，単一施設におけるプロトコール報告[11]があるのみで，標準的な実施法および安全性は確立していない．また，脳低温療法において併用する薬剤も様々であり，脳低温療法単独の臨床効果と併用薬を用いた場合の効果を比較検討した報告はない．

　実際に小児急性脳症に脳低温療法を導入する際，目標とする低体温の設定とその実施期間が問題となるが，脳温を何度に何時間保つのか明確なエビデンスはない．ヨーロッパ，オーストラリアで実施された多施設共同研究では，心停止後に急性脳障害をきたした成人 950 例を対象とし，ランダムに目標管理体温を 33℃ と 36℃ に振り分け 6 か月後の予後を比較している．この検討では両群の生命予後に有意差が認められなかった[12]．

　小児の急性脳症に対し脳低温療法を実施する際には，急性脳症の発生から脳低温療法を開始するまでのタイミングや安全性についても十分に検討する必要がある．小児の急性脳症では，発病初期の様々な要因による脳神経細胞障害が重篤であればあるほど，より早期に二次性の遅発性エネルギー産生・利用障害，神経細胞性浮腫，脳血流量の灌流障害などを続発する危険性が高くなる．そのため重症の急性脳症においては病初期に有効な治療を施せる可能性のある期間（治療可能時間域：TTW）は非常に短いことが予測される．TTW に関する小児集中治療室（PICU）を有する国内の 10 施設で実施された報告がある．急性脳炎と急性脳症の小児を対象に 33.5 〜 35℃ に全身冷却装置を用い 48 時間の脳低温療法を実施した 43 例の報告（mild hypothermia 27 例，normothermia 16 例）では，統計学的により早期に脳低温療法を実施することで神経学的予後が改善されると結論している[13]．早期に脳低温療法を実施しながら予後不良の報告[14]もあり，適応症例の選別をいかに行うかが今後の課題となる．さらに，本療法は高次医療施設ないし集中治療室レベルで行う治療法であるが，小児における脳低温療法の安全性と副作用に関する知見も乏しい．

　脳低温療法においては，PICU レベルの全身管理が必要なうえに，症例によりステロイドパルス療法（メチルプレドニゾロン：mPSL），ガンマグロブリン大量療法，各種抗けいれん薬の静注療法が併用される例が多い．そのため脳低温療法の臨床効果を確認するには，脳低温療法単独の治療と

併用薬を用いた治療の臨床経過を 2 群に分けて検討することが必要となる．しかし，多くの論文報告でこの点に関する検討が不十分である．小児急性脳症においては臨床分類により内科的治療のみで予後良好な例も数多く存在することから，脳低温療法を選択する際には過剰診断に十分留意すべきである．今後，脳低温療法の効果と予後を判定するためにも，脳低温の効果か併存薬の効果かを客観的に評価するエビデンスの蓄積が望まれる．

体温管理療法（脳平温療法：目標体温 36℃）

上述のように脳低温療法の有用性が，複数の RCT で示されている病態は限られてはいるが，頭部外傷，脳卒中[15]，蘇生後[16]，蘇生後脳低温療法後[17,18]など多くの神経集中治療の対象となる疾患で高体温は神経学的転帰不良に関連する．成人の蘇生後脳症後の脳低温療法の有用性を示した RCT では[1]，対照としての平温管理群の体温管理が明記されておらず，一部の症例で高体温となっている可能性があった．その後，高体温を避けることを目標に対照群においても体温を厳密に管理する RCT が行われ，33℃ 群と 36℃ 群で神経学的転帰の差を認めないことが報告された[12]．この結果は，脳低温療法が有効でないともいえるが，体温を厳密に平温に管理する脳平温療法も脳低温療法と同等の有効性があるとも解釈できる．さらにこの研究の post-hoc 解析では 33℃ 群は 36℃ 群に比べて循環抑制が強かったと報告されており[19]，安全性に関しては，脳平温療法は脳低温療法よりも有害事象が少なかった．このような背景から近年は脳低温療法（therapeutic hypothermia）という用語に変わり，治療的に特定の体温に維持する体温管理療法（targeted temperature management）と表現されるようになった．小児蘇生後脳症に対しても脳低温療法と体温を厳密に平温に管理した方法を対照群とした RCT が行われ，両者の神経学的転帰には有意差を認めなかったことが示され[3,20]，2019 年の PALS アップデートにおいては，32〜34℃ あるいは 36〜37.5℃ を目標とした体温管理療法が推奨されている[21]．

急性脳症に対する 35〜37℃ を目標とした体温管理療法の効果に関する RCT はないが，これまでに 2 報のヒストリカルコホート研究がある[22,23]．Nishiyama らは，clinical prediction rule により興奮毒性型急性脳症発症リスクが高いとされる，① 38.0℃ 以上の発熱に伴う発作，②けいれん性てんかん重積状態（CSE）（60 分以上）or 発症 6 時間後 GCS < 15 or 片麻痺，③ AST < 90 U/L を満たした症例において，発症 24 時間以内に体温管理療法を実施した 23 例（34.5℃；2005 年以前 7 例，36.0℃；2006 年以降 16 例）と通常管理 34 例（38.5℃ 以上でアセトアミノフェンによる解熱）の転帰を報告している[22]．両群間の体温は発症 12 時間の時点から有意差を認め（36.3 ± 1.0℃ vs 38.3 ± 0.9℃），発症 1 か月時点で，体温管理療法実施群では全例後遺症を認めず，非実施群では 34 例中 10 例に後遺症を認め，8 例が現在では AESD に分類されるけいれん重積型急性脳症，1 例が難治頻回部分発作重積型急性脳炎（AERRPS），1 例が heat stroke と最終診断されている．Murata らは 38℃ 以上の発熱に伴うけいれん性てんかん重積状態で，① 6 時間以上続く意識障害，②難治性てんかん重積状態，③刺激に反応しない脳波上の高振幅徐波のいずれかを満たした症例において，ステロイドパルス療法（mPSL）単独 10 例（2012 年以前）と，mPSL＋体温管理療法（36.0℃）（2013 年以降）10 例の転帰を比較している[23]．体温管理療法は発症後 8 時間以内に導入され，後遺症は前者で 10 例中 4 例に認め，うち 3 例が AESD と診断，後者は全例後遺症なく回復し，体温管理療法群において，血圧低下，電解質・凝固異常など脳低温療法でみられる合併症は認めなかったと報告している．Nishiyama ら，Murata らの報告はいずれも臨床像，画像変化，後遺症による急性脳症の診断が確定する前に，発熱に伴うけいれん，意識障害患者で後遺症が残るリスクが高い症例を対象として，発症 6〜12 時間以内に導入している症例が多い点に留意する必要がある．

また Tanaka らは，体温管理療法（36℃）を行った症例における転帰不良因子を検討している．73 例中 10 例が転帰不良であり，転帰不良と独立して関連する因子は発症 12 時間以内の AST 上昇（≧ 73 U/L）がみられることであった．AST 上昇はすでに臓器障害が進んでいることを示すのかもしれない[24]．

なお，平温保持のため使用する体温管理システム（Arctic Sun™ など）の「使用目的又は効果」として「患者の体を冷却又は加温するために使用する」とされ，熱中症や偶発的低体温症などにおいても体温管理（平温保持）目的で臨床使用されている．急性脳症に対する 35～37℃ を目標とした体温管理療法（脳平温療法）は，35～37℃ を目標とした体温管理療法（脳低温療法）同様に保険適用はないため，十分なインフォームド・コンセントを得ることが必要である．

小児急性脳症に対する体温管理療法実施の現状

　最後に 2021 年 10～12 月に実施された小児急性脳症の施設アンケート（128 施設，未発表データ）から急性脳症に対する体温管理療法の現状を記載する．2016 年（「小児急性脳症診療ガイドライン 2016」発刊前）と 2021 年を比べて，体温管理療法を実施する施設は 31% から 48% へと増えている．また，体温管理療法を行っている施設では脳低温療法（35℃ 以下）が減少（45% → 20%）し，脳平温療法（36～37℃）が主体（55% → 80%）となっている．

　この背景には，体温管理療法において脳低温療法（目標体温 32～35℃）が脳平温療法（目標体温 36℃）より効果の面から優れているという証拠はなく[9]，体温管理療法（脳平温療法：目標体温 36℃）では体温管理療法（脳低温療法：目標体温 32～35℃）で生じうる合併症が少ない[9,19,22,23]こと，体温管理療法（脳平温療法：目標体温 36℃）の導入による医学的な不利益性が利益性に対して上回る可能性は想定されにくいことがあげられる．

🔗 参考にした二次資料

a） 日本医療研究開発機構研究費（新興・再興感染症に対する革新的医薬品等開発推進研究事業）「新型インフルエンザ等への対応に関する研究」班．インフルエンザ脳症の診療戦略．2018．https://www.childneuro.jp/uploads/files/about/influenzaencephalopathy2018.pdf

🔗 文献

1） Hypothermia after Cardiac Arrest Study Group. Mild therapeutic hypothermia to improve the neurologic outcome after cardiac arrest. *N Engl J Med* 2002 ; **346** : 549-56.

2） Bernard SA, Gray TW, Buist MD, et al. Treatment of comatose survivors of out-of-hospital cardiac arrest with induced hypothermia. *N Engl J Med* 2002 ; **346** : 557-63.

3） Moler FW, Silverstein FS, Holubkov R, et al. Therapeutic hypothermia after out-of-hospital cardiac arrest in children. *N Engl J Med* 2015 ; **372** : 1898-908.

4） Azzopardi DV, Strohm B, Edwards AD, et al. Moderate hypothermia to treat perinatal asphyxial encephalopathy. *N Engl J Med* 2009 ; **361** : 1349-58.

5） Azzopardi D, Strohm B, Marlow N, et al. Effects of hypothermia for perinatal asphyxia on childhood outcomes. *N Engl J Med* 2014 ; **371** : 140-9.

6） Zhou WH, Cheng GQ, Shao XM, et al. Selective head cooling with mild systemic hypothermia after neonatal hypoxic-ischemic encephalopathy : a multicenter randomized controlled trial in China. *J Pediatr* 2010 ; **157** : 367-72, 372.e1-3.

7） Perlman JM, Wyllie J, Kattwinkel J, et al. Part 11 : Neonatal resuscitation : 2010 International Consensus on Cardiopulmonary Resuscitation and Emergency Cardiovascular Care Science With Treatment Recommendations. *Circulation* 2010 ; **122**（Suppl 2）: S516-S38.

8） Fiser DH. Assessing the outcome of pediatric intensive care. *J Pediatr* 1992 ; **121** : 68-74.

9） 佐治洋介，永瀬裕朗，青木一憲，ら．小児急性脳炎・脳症に対するデキサメサゾン併用脳低温療法の神経学的予後に対する有用性の検討．日本小児救急医学会雑誌 2011 ; **10** : 22-6.

10） Hoshide M, Yasudo H, Inoue H, et al. Efficacy of hypothermia therapy in patients with acute encephalopathy with biphasic seizures and late reduced diffusion. *Brain Dev* 2020 ; **42** : 515-22.

11） Imataka G, Wake K, Yamanouchi H, Ono K, Arisaka O. Brain hypothermia therapy for status epilepticus in childhood. *Eur Rev Med Pharmacol Sci* 2014 ; **18** : 1883-8.

12） Nielsen N, Wetterslev J, Cronberg T, et al. Targeted temperature management at 33℃ versus 36℃ after cardiac arrest. *N Engl J Med* 2013 ; **369** : 2197-206.

13） Kawano G, Iwata O, Iwata S, et al. Determinants of outcomes following acute child encephalopathy and encephalitis : pivotal effect of early and delayed cooling. *Arch Dis Child* 2011 ; **96** : 936-41.

14） Imataka G, Wake K, Suzuki M, Yamanouchi H, Arisaka O. Acute encephalopathy associated with hemolytic uremic syndrome caused by Escherichia coli O157 : H7 and rotavirus infection. *Eur Rev Med Pharmacol Sci* 2015 ; **19** : 1842-4.

15） Greer DM, Funk SE, Reaven NL, Ouzounelli M, Uman GC. Impact of fever on outcome in patients with stroke and neurologic injury : a comprehensive meta-analysis. *Stroke* 2008 ; **39** : 3029-35.

16）Zeiner A, Holzer M, Sterz F, et al. Hyperthermia after cardiac arrest is associated with an unfavorable neurologic outcome. *Arch Intern Med* 2001 ; **161** : 2007-12.

17）Bro-Jeppesen J, Hassager C, Wanscher M, et al. Post-hypothermia fever is associated with increased mortality after out-of-hospital cardiac arrest. *Resuscitation* 2013 ; **84** : 1734-40.

18）Leary M, Grossestreuer AV, Iannacone S, et al. Pyrexia and neurologic outcomes after therapeutic hypothermia for cardiac arrest. *Resuscitation* 2013 ; **84** : 1056-61.

19）Bro-Jeppesen J, Annborn M, Hassager C, et al. Hemodynamics and vasopressor support during targeted temperature management at 33℃ Versus 36℃ after out-of-hospital cardiac arrest : a post hoc study of the target temperature management trial*. *Crit Care Med* 2015 ; **43** : 318-27.

20）Moler FW, Silverstein FS, Holubkov R, et al. Therapeutic Hypothermia after In-Hospital Cardiac Arrest in Children. *N Engl J Med* 2017 ; **376** : 318-29.

21）Duff JP, Topjian AA, Berg MD, et al. 2019 American Heart Association Focused Update on Pediatric Advanced Life Support : An Update to the American Heart Association Guidelines for Cardiopulmonary Resuscitation and Emergency Cardiovascular Care. *Pediatrics* 2020 ; **145** : e20191361.

22）Nishiyama M, Tanaka T, Fujita K, Maruyama A, Nagase H. Targeted temperature management of acute encephalopathy without AST elevation. *Brain Dev* 2015 ; **37** : 328-33.

23）Murata S, Kashiwagi M, Tanabe T, et al. Targeted temperature management for acute encephalopathy in a Japanese secondary emergency medical care hospital. *Brain Dev* 2016 ; **38** : 317-23.

24）Tanaka T, Nagase H, Yamaguchi H, et al. Predicting the outcomes of targeted temperature management for children with seizures and/or impaired consciousness accompanied by fever without known etiology. *Brain Dev* 2019 ; **41** : 604-13.

代謝異常による急性脳症

第 5 章は Minds 2007 に準拠しており，推奨グレードは xi ページ 表 3 を参照

1 先天代謝異常症による急性脳症の特徴

📋 推奨

1. 急性脳症は様々な要因によって起こるが，先天代謝異常症においてもしばしばみられ，これらは代謝性脳症（metabolic encephalopathy）ともいわれる．いくつかの疾患が含まれるが，共通して下記の特徴があげられる 　推奨グレード該当せず

1）新生児期や小児期に健康と考えられていた児の場合，前兆がないことが多い

2）脳症早期のサインは軽度の行動変化のみで，気づかれないことも多い

3）しばしば急速に進行し，変動することが多い

4）限局した神経症状は呈さないことが多い

2. また，急性脳症に加え，下記の症状があるようであれば，背景に先天代謝異常症を疑って検索を進めていく必要がある 　推奨グレードB

1）感染症や絶食後の急激な全身状態の悪化

2）特異的顔貌・皮膚所見・体臭・尿臭

3）代謝性アシドーシスに伴う多呼吸，呼吸障害

4）成長障害や知的障害

5）心筋症

6）肝脾腫（脾腫のない肝腫大，門脈圧亢進所見のない脾腫）

7）関連性の乏しい多臓器にまたがる症状の存在

8）特異な画像所見

9）先天代謝異常症の家族歴

💬 解説

　図1に示すように，先天代謝異常症として発症する急性脳症には，高アンモニア血症，アミノ酸代謝異常症，有機酸代謝異常症，脂肪酸代謝異常症，ミトコンドリア病などが含まれる．これらの疾患では上記の推奨1.にある1）～4）のような特徴を示すことが多い．また，背景に上記の推奨2.にある1）～9）のような症状・所見をもつ小児では，より積極的に先天代謝異常症を念頭においた検索を行う必要がある[1,2]．

　また，先天代謝異常症による急性脳症の早期の徴候として傾眠傾向のみならず行動異常や歩行障害がある．急性や断続的な歩行障害は年長小児における先天代謝異常症による急性脳症の重要な徴候の1つである．そのような際には家族歴をはじめとする病歴を詳細に聴取することが重要になってくる．

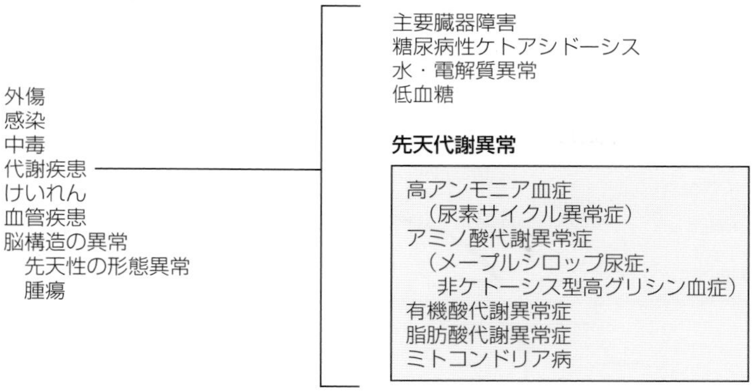

主要臓器障害
糖尿病性ケトアシドーシス
水・電解質異常
低血糖

先天代謝異常

高アンモニア血症
　（尿素サイクル異常症）
アミノ酸代謝異常症
　（メープルシロップ尿症,
　　非ケトーシス型高グリシン血症）
有機酸代謝異常症
脂肪酸代謝異常症
ミトコンドリア病

外傷
感染
中毒
代謝疾患
けいれん
血管疾患
脳構造の異常
　先天性の形態異常
　腫瘍

図1 急性脳症をきたす疾患

〔Clarke JTR. Summary of major causes of acute encephalopathy. In:Clarke JTR, ed. *A Clinical Guide to Inherited Metabolic Diseases.* 3rd ed, Cambridge:Cambridge University Press, 2006 : 53-89. をもとに作成〕

図1中の代表的な脳症を起こす疾患を概説する.

高アンモニア血症に関係する疾患

　小児において高アンモニア血症を呈する先天代謝異常症は，尿素サイクル異常症，有機酸代謝異常症，脂肪酸代謝異常症，ミトコンドリア病，などがある. このうち尿素サイクル異常症および有機酸代謝異常症はしばしば 1,000 µg/dL を超える高度の高アンモニア血症を呈し，アンモニア値のみでこの2つの疾患を区別することはできない. それでも「血中アンモニアが上昇」し「アニオンギャップが正常」で「低血糖がない」，さらに「BUN が低値」の場合には尿素サイクル異常症の存在が強く疑われる. さらに，アンモニアは重症感染症，薬物・毒物摂取，いくつかの先天代謝異常症（ヘモクロマトーシスなど）を含めた肝機能障害などの際に上昇するため，結果の解釈には注意を要する. また，先天代謝異常症の場合はアンモニアの上昇に比べて肝機能障害はないもしくは軽度であることが多い.

　それぞれの詳細に関しては，日本先天代謝異常学会による「新生児マススクリーニング対象疾患等診療ガイドライン 2019」の尿素サイクル異常症・メープルシロップ尿症（MSUD）・各種脂肪酸代謝異常症の項や，日本ミトコンドリア学会による「ミトコンドリア病診療マニュアル 2017」，ヨーロッパの尿素サイクル異常症診断・管理ガイドライン等[3]なども参照されたい.

1 尿素サイクル異常症[4〜6]

　尿素サイクル異常症は，尿素サイクルの遺伝的障害に基づく，構成酵素の機能障害により高アンモニア血症を呈する. 尿素サイクルの概要を**図2**に示す. 尿素サイクルにかかわる酵素として，カルバミルリン酸合成酵素 1（CPS1），オルニチントランスカルバミラーゼ（OTC），アルギニノコハク酸合成酵素（ASS），アルギニノコハク酸リアーゼ（ASL），アルギナーゼ 1（ARG1），*N*-アセチルグルタミン酸合成酵素（NAGS），オルニチンシトルリンアンチポーター 1（ORNT1）があげられる. それぞれの欠損により CPS1 欠損症（MIM #237300），OTC 欠損症（#311250），シトルリン血症 I 型（#215700），アルギニノコハク酸尿症（#207900），アルギニン血症（#207800），NAGS 欠損症（#237310）や高オルニチン血症・高アンモニア血症・ホモシトルリン尿症（HHH）症候群（#238970）をきたす. 以下，いくつかの尿素サイクル異常症を概説する.

　OTC 欠損症は X 連鎖遺伝であり，男児は新生児期に重症で生命に危険を及ぼす高アンモニア血症を呈する. 症候性保因者の女児は小児期後期に食事が摂れない，発育障害，断続的な歩行障害，断続的な脳症を呈することがある. 急性脳症を発症し，脳に不可逆的なダメージを受けてはじめて診断に至ることもある. また，40 歳以降に進行性高アンモニア血症性脳症を呈する成人発症型

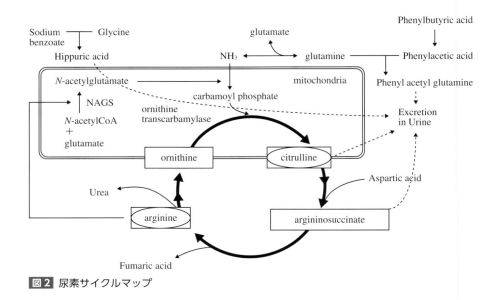

図2 尿素サイクルマップ

OTC 欠損症も存在する．それまで全く健康であり，感染や手術などを契機に急速に昏睡となり死亡することも多い．

シトルリン血症（古典型）は常染色体潜性（劣性；AR）遺伝であり，新生児期に高アンモニア血症を呈することが多い．アミノ酸分析にて OTC 欠損症との区別が容易につく．シトリン欠損症は成人においては成人発症 II 型シトルリン血症（CTLN2）として感染，薬物，アルコール摂取により急激に高アンモニア血症，急性有機酸脳症症候群，失見当識，せん妄，昏睡となり急速に悪化して死に至ることもある．

リジン尿性蛋白不耐症は新生児後期や小児期早期に高アンモニア血症性脳症を起こしたり，成長障害，肝腫大，凝固異常，肺疾患や腎疾患などを伴ったりする全身の 2 塩基アミノ酸トランスポーターの異常である．血中アルギニン，オルニチン，リジンが著明に低下し，尿中アルギニン，オルニチン，リジンが著明に上昇する．

アミノ酸代謝異常症

1 メープルシロップ尿症（ロイシン脳症）[7]

MSUD は新生児マススクリーニングの対象疾患であり，スクリーニング見逃し症例の報告はほとんどない．新生児期に急性脳症として発症することがあり，新生児マススクリーニングの結果を確認することが必要であるが，結果が出る前に発症することもある．

分枝鎖アミノ酸（BCAA）であるバリン，ロイシン，イソロイシンは分枝鎖アミノトランスフェラーゼによりアミノ基転移反応を受けて，分枝鎖ケト酸（BCKA）であるαケトイソ吉草酸，αケトイソカプロン酸，αケトメチル吉草酸にそれぞれ変換される．さらに，BCKA は分枝鎖ケト酸脱水素酵素複合体によってアシル CoA であるイソブチリル CoA，イソバレリル CoA，αメチルブチリル CoA へと変換される．MSUD では，分枝鎖ケト酸脱水素酵素の異常により，BCAA であるバリン，ロイシン，イソロイシン由来の BCKA の代謝が障害される．この酵素は E1α，E1β，E2，E3 の 4 つの遺伝子によってコードされる複合体であり，いずれの異常も AR の遺伝形式を示す．E3 はピルビン酸脱水素酵素複合体（PDHC），αケトグルタル酸脱水素酵素複合体とも共通のサブユニットであるため，その異常では高乳酸血症，αケトグルタル酸の上昇も認める．

中枢神経症状は血中ロイシン濃度に相関することが知られており，ロイシンおよびそのアミノ基転移産物の 2- オキソイソカプロン酸が蓄積することによる障害と考えられている．血中アミノ酸

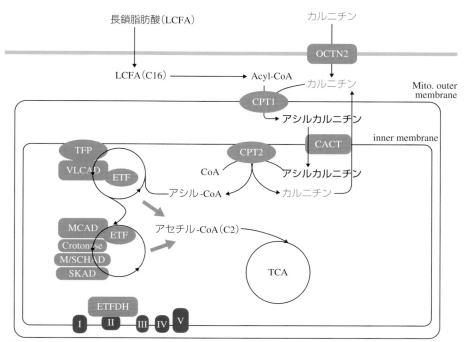

図3 脂肪酸β酸化マップ

分析にてロイシン，イソロイシン，バリン，アロイソロイシン（MSUD に特徴的）の増加を認める.

脂肪酸代謝異常症

　脂肪酸β酸化の概要を**図3**に示す．脂肪酸代謝異常に基づく急性脳症は，Reye 症候群または Reye 様症候群として発症することが多い．脂肪酸代謝異常症のなかで有名なものには中鎖アシル CoA 脱水素酵素（MCAD）欠損症がある．MCAD 欠損症は，アシル CoA のなかでも中鎖（炭素数 4〜10）の直鎖の脂肪酸を代謝する MCAD の欠損である．3〜4 歳以下の，急性発症までは何ら特徴的所見や既往をもたない小児が，感染や飢餓を契機に急性脳症様 /Reye 様症候群様の症状を呈する．いったん発症すると死亡率が高く，乳幼児突然死症候群（SIDS）の一因として知られている．しかし，無症状で成人に達する例も存在し，タンデム質量分析計を用いた新生児マススクリーニングで発見されれば，飢餓を避ける食事指導でほぼ完全に発症予防ができる．また，長鎖脂肪酸代謝障害であるカルニチントランスポーター（OCTN）2 異常症，三頭酵素（TFP）欠損症，カルニチン回路異常症（カルニチンパルミトイルトランスフェラーゼ〈CPT〉1 欠損症，カルニチンパルミトイルトランスフェラーゼ〈CPT〉2 欠損症，カルニチンアシルカルニチントランスロカーゼ〈CACT〉欠損症）も Reye 症候群または Reye 様症候群として発症する．CPT1 欠損症以外は，骨格筋の症状もみられる．短鎖アシル CoA 脱水素酵素（SCAD）欠損症はまれではあるが，新生児期に代謝性アシドーシスを伴う脳症を呈する．

　2014 年度から全国で新生児タンデムマス・スクリーニングが開始され，今後発症前に診断され，適切な治療により減ってくることが予想されるが，CPT2 欠損症などは一次対象疾患に入っておらず，必ずしもすべて診断されているわけではないことに注意すべきである.

1 備考 1：Reye 症候群，Reye 様症候群[8,9]

　Reye 症候群とはインフルエンザや水痘などの感染が先行し，脳浮腫による嘔吐，けいれん，意識障害を発症する症候群（肝性急性脳症）であり，AST・ALT・CK の上昇，凝固障害，高アンモニア血症，低血糖などがみられ，肝臓をはじめとする諸臓器に脂肪沈着を伴う．これらはミトコンドリア機能不全に起因し，そのおおもとの原因は多様である．狭義にはアスピリン（アセチルサリチ

ル酸)によるものを指していた．臨床的に Reye 症候群と区別がつかず，先天代謝異常症(尿素サイクル異常症，有機酸代謝異常症，脂肪酸代謝異常症，ミトコンドリア病など)が原因となるものは Reye 様症候群とよばれた．また，臨床的に Reye 症候群と区別がつかず，肝の病理学的検査が行われていない症例も，Reye 様症候群や臨床的 Reye 症候群などとよぶこともある．おおもとの病態・原因が明らかになるにつれ，最終疾患名として Reye 症候群，Reye 様症候群をつける意義は薄れつつある．こうした症例に遭遇した際は，第 5 章 -2 の first line，second line の検査を行い，先天代謝異常症の鑑別を中心とした原因検索を進めていくことが重要である．

❷ 備考 2：熱感受性の *CPT2* 遺伝子多型と急性脳症

CPT2 の遺伝子多型(SNP)中に 3〜4℃ の体温上昇で熱失活する，熱不安定性型 SNP が存在することがわかっている．インフルエンザ脳症や HHV-6 脳症の誘因の 1 つと推定され，東アジアの乳幼児で比較的頻度が高い．日常生活において筋痛などの症状はみられず CPT2 欠損症と区別する必要があるが，急性脳症を引き起こす遺伝学的背景の 1 つとなりうる．

ミトコンドリア病 [10〜14]

ミトコンドリア病は主として呼吸鎖または酸化的リン酸化の障害により引き起こされる，多彩な臓器症状を呈する先天代謝異常症であり，有病率は 5,000 人に 1 人といわれている．

急性脳症を引き起こすミトコンドリア病は，臨床的には Leigh 症候群，Reye 様症候群，MELAS などの臨床診断が多い．しかし，その他にも脳の構造異常を伴ったり，脳萎縮や白質脳症を呈したりするなど臨床症状は比較的多彩である．Leigh 症候群は脳幹・基底核・小脳を中心に両側対称性の海綿状変性，空胞変性，脱髄，グリオーシスなどの病理学的特徴を有し，頭部画像検査にて，大脳基底核，脳幹に頭部 CT で低吸収域，頭部 MRI の T2 および FLAIR 画像検査で高信号域を両側対称性に認める．呼吸鎖の異常やピルビン酸脱水素酵素の異常，脂肪酸酸化酵素の異常といった，エネルギー産生系の異常で生じてくる．急性脳症を起こす乳児ミトコンドリア病のなかでは比較的多い．MELAS は頭痛，てんかんおよび脳卒中様発作を特徴とするミトコンドリア病である．脳卒中様発作は頭痛，嘔吐，視覚症状，意識障害，てんかん発作で発症することが多い．また，脳病変は側頭葉や後頭葉に生じることが多く，同名半盲や皮質盲などの視覚症状を生じやすい．幼児期以降に発症することが多く，大部分は母系遺伝であり，臨床像は異質性に富む．頭部画像検査(CT や MRI)にて，急性期に血管支配領域に一致しない大脳皮質の浮腫性病変が出現し，その病変部位と性質が時間的空間的に変化するのが特徴である．なお，2019 年 12 月ヨーロッパのミトコンドリア病の専門家からなるグループから，脳卒中様発作を「てんかん性脳症」とする合意声明が発表された[14]．Leigh 症候群も MELAS も他の臓器症状(難聴，心筋症，内分泌異常など)を合併することがある．各種臓器や線維芽細胞の呼吸鎖酵素活性を測定したり，筋病理学的に ragged-red fiber(RRF)などを証明したりすることにより診断する．組織特異性があり障害臓器を測定することが原則であるが，Leigh 症候群では筋肉や線維芽細胞，肝障害を伴う Reye 様症候群では肝臓で診断がつくことも多い．乳酸 / ピルビン酸(L/P)比高値(20 以上)の高乳酸血症を呈することが多いが，高乳酸血症を伴わない場合もあり注意が必要である．

🔗 参考にした二次資料

a) 日本先天代謝異常学会，編．新生児マススクリーニング対象疾患等診療ガイドライン 2019．東京：診断と治療社，2019．

🔗 文献

1) Clarke JTR. Summary of major causes of acute encephalopathy. In : Clarke JTR, ed., *A Clinical Guide to Inherited Metabolic Diseases*. 3rd ed, Cambridge : Cambridge University Press, 2006 : 53-89.

2) Initial laboratory investigations. In : Hoffmann GF, Nyhan WL, Zschocke J, Kahler SG, Mayatepek E, eds., *Inherited metabolic diseases*, Philadelphia : Lippncott Williams & Wilkins, 2002 : 34.

3) Häberle J, Burlina A, Chakrapani A, et al. Suggested guidelines for the diagnosis and management of urea cycle disorders : First revision. *J*

Inherit Metab Dis 2019；**42**：1192–230.

4）村山　圭，鶴岡智子．急性期症状に対する治療のポイント：高アンモニア血症．小児科診療 2013；**59**：59-64.

5）Brusilow SW, Horwich AL. Urea cycle enzymes. In：Scriver CR, Beaudet AL, Sly WS, eds., *The metabolic and molecular basis of inherited disease*, 8th ed. New York：McGraw-Hill, 2001：1909-1963.

6）Wilcken B. Problems in the management of urea cycle disorders. *Mol Genet Metab* 2004；**81**（Suppl 1）：S86-S91.

7）Chuang DT, Shih VE. Maple syrup urine disease. In：Scriver CR, Beaudet AL, Sly WS, Valle D, eds., *The metabolic and molecular bases of inherited disease*. New York：McGraw-Hill, 2001：1971-2005.

8）木村昭彦．ライ症候群．肝胆膵 2007；**55**：229-35.

9）チョッケ＆ホフマン，著．松原洋一，監訳．小児代謝疾患マニュアル．改訂第 2 版．東京：診断と治療社，2013：30-1.

10）Skladal D, Halliday J, Thorburn DR. Minimum birth prevalence of mitochondrial respiratory chain disorders in children. *Brain* 2003；**126**：1905-12.

11）Rahman S, Blok RB, Dahl HH, et al. Leigh syndrome：clinical features and biochemical and DNA abnormalities. *Ann Neurol* 1996；**39**：343-51.

12）Pavlakis SG, Phillips PC, DiMauro S, De Vivo DC, Rowland LP. Mitochondrial myopathy, encephalopathy, lactic acidosis, and strokelike episodes：a distinctive clinical syndrome. *Ann Neurol* 1984；**16**：481-8.

13）藤浪綾子，村山　圭，鶴岡智子，山崎太郎，高柳正樹，大竹　明．ミトコンドリア呼吸鎖複合体異常症における肝疾患の現状．日児栄消肝誌 2011；**25**：69-74.

14）飯塚高浩．MELAS における脳卒中様発作．村山　圭，小坂　仁，三牧正和，編．遺伝子医学（MOOK 35）：ミトコンドリアと病気．大阪：メディカルドゥ，2020：74-8.

2 先天代謝異常症の診断と検査

1. 急性脳症をきたし，先天代謝異常症が疑われる際は，最初に first line 検査を実施する
推奨グレード B

2. その結果を踏まえて，second line 検査を進めていく．また，来院時に second line 検査に必要な検体（critical sample）を採取しておくことを考慮するとよい
推奨グレード B

first line 検査 （推奨グレード B，遊離脂肪酸のみ推奨グレード C1）

血糖，血液ガス，アンモニア，乳酸 / ピルビン酸（L/P），血中ケトン体 / 尿中ケトン体 / 遊離脂肪酸

second line 検査 （推奨グレード B）

1）血清または血漿：アミノ酸分析，カルニチン 2 分画，アシルカルニチン分析（タンデムマス分析）^注

2）尿：尿中有機酸分析，（必要に応じて）尿中アミノ酸分析

3）濾紙血：濾紙血タンデムマス分析

注：血中カルニチン 2 分画とは遊離カルニチンとアシルカルニチンである．遊離カルニチンはアシルカルニチン分析における C0 にあたる．総カルニチンと遊離カルニチンとの差が，アシルカルニチン（すべての）に相当する．アシルカルニチンの詳細をみるのが，アシルカルニチン分析（タンデムマス分析）である

💬 解説[1〜4]

総 論

　急性脳症において先天代謝異常症を疑った際には，first line の検査を行う（**表 1**）．first line の検査とは血糖，血液ガス，アンモニア，乳酸 / ピルビン酸（L/P），血中ケトン体 / 尿中ケトン体 / 遊離脂肪酸である．これらの検査は，ピルビン酸，遊離脂肪酸を除いて緊急検査や迅速キットなどで実施可能であり，なるべく早めに結果をそろえて評価する．血中 3- ヒドロキシ酪酸がケトン産生の指標としては重要である．ケトン体は尿ではアセト酢酸を，血中では 3- ヒドロキシ酪酸を測定しており，病態によっては乖離することがある．血液中のケトン体を測定すべきであるが，不可能なときは最低でも尿中ケトン体を測定する．各疾患の鑑別を**表 1**に示す．

　first line の検査結果が，通常の診療でよく経験するレベルを超えた異常値であった場合は，先天代謝異常症を疑い second line の検査へ進む（**表 1**）．そのために**表 2**に示すような critical sample を

表1 急性脳症における先天代謝異常症の鑑別

	尿素サイクル異常症	メープルシロップ尿症	有機酸代謝異常症	脂肪酸代謝異常症	ミトコンドリア病
代謝性アシドーシス	なし	±	＋＋＋	±	＋＋
血糖	正常	正常または↓	↓↓	↓↓↓	正常〜↓
尿ケトン	正常	↑↑	↑↑	なし	なし
アンモニア	↑↑↑	正常	↑↑〜↑↑↑	↑	正常
乳酸	正常	正常	↑	±	↑↑↑
肝機能異常	正常	正常	正常	↑↑	正常
血中遊離カルニチン	正常	正常	↓↓↓	↓↓	正常
アミノ酸分析	異常	↑ BCAA	↑グリシン		↑アラニン
有機酸分析	正常	異常	異常	異常	正常

±：様々，＋：あり，↑：上昇，↓：低下，BCAA：分枝鎖アミノ酸.

表2 critical sample の保存（metabolic autopsy も含む）

①血清または血漿　−20℃以下で凍結保存（0.5 mL 以上）
　→ 血中アミノ酸分析（血清でも可），血清タンデムマス分析，血中ケトン体分画／遊離脂肪酸
②尿　−20℃以下で凍結保存（最低 0.5 mL 以上，できれば 3〜10 mL）
　→ 尿中有機酸分析，（必要に応じて）尿中アミノ酸分析
③濾紙血　少なくとも 1spot（できれば 4spot），よく乾燥させてから−20℃以下で凍結保存
　→ 濾紙血タンデムマス分析
〔髄液　−20℃以下で凍結保存（0.5 mL ずつ，数本に分けて）〕
　→ 乳酸・ピルビン酸測定

metabolic autopsy の場合は上記に加え，病理解剖時に下記の保存を行う.
• ヘパリン血 5mL を採取し，白血球ペレットを−20℃以下で凍結保存
　→ 酵素活性測定，DNA 抽出・保存・遺伝子診断
• 肝・心筋・腎・骨格筋を−70℃以下で凍結保存（5 mm 角で数個）
　→ 酵素活性測定，DNA 抽出・保存・遺伝子診断
• 胆汁を−20℃以下で凍結保存（0.5 mL）
　→ アシルカルニチン分析
• 可能であれば，皮膚生検を行い，培養皮膚線維芽細胞の樹立

採取する必要がある．second line の検査として，血中アミノ酸分析，尿中有機酸分析，タンデムマス分析（アシルカルニチン分析）などを行う．critical sample を用いて確定診断が行われることは多く，すぐに検査を行わない場合でも治療前の critical sample を採取しておくことは有意義である．

各　論

　急性脳症を起こす代表的な先天代謝異常症の診断検査について述べる．各疾患の詳細に関しては，日本先天代謝異常学会による「新生児マススクリーニング対象疾患等診療ガイドライン 2019」の尿素サイクル異常症・メープルシロップ尿症（MSUD）・各種脂肪酸代謝異常症の項や，日本ミトコンドリア学会による「ミトコンドリア病診療マニュアル 2017」なども参照されたい．

１ 尿素サイクル異常症[5〜9]

　尿素サイクル異常症は，できるだけ早めにアミノ酸分析を行う必要がある．この結果に伴い診断や治療法（特にアルギニンの投与量）がある程度定まる．おもな疾患の検査については**表3**の通りである．

ⓐ 血中・尿中アミノ酸分析における特定アミノ酸の異常高値あるいは低値

　血中・尿中アミノ酸分析は最も重要な鑑別のための検査であり，シトルリン血症 I 型，アルギニノコハク酸尿症，アルギニン血症，高オルニチン血症・高アンモニア血症・ホモシトルリン尿症（HHH）症候群はこの結果をもとにほぼ診断できる．シトルリンの低値はカルバミルリン酸合成酵

表3 尿素サイクル異常症の症状・アミノ酸所見・尿中オロト酸・遺伝形式

疾患名	おもな症状	上昇するアミノ酸		尿オロト酸	遺伝形式
		血中	尿中		
CPS1 欠損症	高アンモニア血症	グルタミン グルタミン酸		−	AR
OTC 欠損症	高アンモニア血症	グルタミン グルタミン酸		＋＋	XLR
シトルリン血症Ⅰ型	高アンモニア血症	シトルリン		＋＋	AR
アルギニノコハク酸尿症	高アンモニア血症 肝腫大，毛髪異常	アルギニノコハク酸 シトルリン		＋	AR
アルギニン血症	高アンモニア血症 痙性対麻痺	アルギニン	アルギニン リジン シスチン	＋＋	AR
NAGS 欠損症	高アンモニア血症	グルタミン		−	AR
オルニチンアミノ基転移酵素欠損症	高アンモニア血症 脳回転状脈絡膜変性症	オルニチン		±	AR

素(CPS)1 欠損症，*N*-アセチルグルタミン酸合成酵素(NAGS)欠損症，オルニチントランスカルバミラーゼ(OTC)欠損症の診断に重要である．

ⓑ 尿中有機酸分析における尿中オロト酸測定

尿中オロト酸が高値の場合，OTC 欠損症，シトルリン血症Ⅰ型，アルギニノコハク酸尿症，HHH 症候群が疑われる．症状の悪化に伴って尿中オロト酸は増加する．OTC 欠損症の患児あるいは女性保因者の診断にオロト酸の測定が有用である．アロプリノール負荷試験において尿中のオロト酸排泄が増加するが，偽陰性となることも少なくない．

ⓒ 酵素診断あるいは遺伝子解析

OTC 欠損症，CPS1 欠損症においては遺伝子診断が有用である．

ⓓ タンデムマス分析

新生児スクリーニングにおいて用いられている検査である．シトルリン血症Ⅰ型，アルギニノコハク酸尿症ではシトルリンの増加を認める．また，高アンモニア血症をきたす有機酸代謝異常症の鑑別に有用である．

2 アミノ酸代謝異常症

ⓐ メープルシロップ尿症(MSUD；ロイシン脳症)[10〜12]

MSUD の診断は，血中アミノ酸分析を速やかに行うことが最も重要である．

①血中アミノ酸分析

診断に必須の検査である．ロイシン，イソロイシン，バリンの増加，アラニンの低下を認める．アロイソロイシンの出現は本症に特徴的だが，測定できない施設も多い．

②尿中有機酸分析

分枝鎖αケト酸，分枝鎖αヒドロキシ酸の増加を認める．

③タンデムマス・スクリーニングで発見される場合

タンデムマス分析での測定ではロイシンとイソロイシンは区別されず Leu＋Ile として結果が出る．以下の際に本症を疑う．

Leu＋Ile ＞ 350 μmol/L(＞ 4.5 mg/dL)

Val ＞ 250 μmol/L(＞ 2.9 mg/dL)

④酵素活性

　リンパ球，皮膚線維芽細胞，羊水細胞，絨毛細胞などの破砕液による分枝鎖ケト酸脱水素酵素複合体活性の測定が可能である．

⑤遺伝子解析

　複合体を形成する酵素をコードする E1α，E1β，E2，E3 のそれぞれの遺伝子について解析が必要であり，日本人に特異的な変異も認められていないため，診断には用いられていない．

3 脂肪酸代謝異常症[3,13]

　first line の検査において最も特徴的なものは非〜低ケトン性低血糖である．ただし，ケトン体が完全に陰性化するのではなく，低血糖，全身状態の程度から予想される範囲を下回ると考えるべきである．強い低血糖の際に尿ケトン体定性で±〜1＋程度，血中ケトン体が 1,000 μmol/L 程度であれば，低ケトン性低血糖と考える．血中ケトン体分画と同時に血中遊離脂肪酸を測定し，遊離脂肪酸 / 総ケトン体モル比 ＞ 2.5，遊離脂肪酸 /3- ヒドロキシ酪酸モル比 ＞ 3.0 であれば脂肪酸 β 酸化異常が疑われる．

　脂肪酸代謝異常症を診断する際のおもな検査を示す．

ⓐ 血中アシルカルニチン分析

　濾紙血や血清が用いられる．濾紙血は常温に放置すると変化してしまうため，乾燥後はなるべく −20℃ に保存する．また，安定期のタンデムマス所見では生化学的異常が乏しいこともあることに注意が必要である．

ⓑ 尿中有機酸分析

　低血糖発作時には非もしくは低ケトン性ジカルボン酸尿（特に 3- ヒドロキシジカルボン酸を含む）を示す．間欠期などは所見がない場合が多いと思われる．

ⓒ 酵素学的診断

　培養皮膚線維芽細胞などを用いた酵素活性を行うことがあるが，疾患により困難なものもある．

ⓓ in vitro probe assay（β 酸化能評価）

　培養リンパ球や培養皮膚線維芽細胞を用いた *in vitro* probe assay では，培養上清のアシルカルニチンを分析することによって，細胞の脂肪酸代謝能を評価する．疾患特異的なアシルカルニチンプロファイルを確認でき，酵素診断に準じる．

ⓔ イムノブロッティング

　酵素に対する抗体を用いたイムノブロッティングで蛋白の欠損や明らかな蛋白量の減少により診断する．

ⓕ 遺伝子解析

　各脂肪酸代謝異常症の遺伝子の解析を行う．

4 ミトコンドリア病[14〜18]

　ミトコンドリア病は，臨床所見，画像所見，酵素活性などの生化学検査，病理検査，遺伝子検査などを総合的に判断する．

ⓐ 臨床所見

　関連の乏しい複数の臓器障害を伴うことが多い（難聴や心筋症など）．

ⓑ 高乳酸血症

　採血にて高乳酸血症を認めることが多いが，正常のこともある．呼吸鎖異常症では L/P 比の上昇（20 以上）を伴い，ピルビン酸脱水素酵素複合体（PDHC）欠損症では L/P 比の上昇はみられない．また，MR スペクトロスコピー（MRS）で病変部に明らかな乳酸ピークを認める．

ⓒ 酵素解析

　特異性が高く，呼吸鎖などミトコンドリア関連酵素の活性低下を認める．障害臓器や皮膚線維芽細胞を用いて行う．クエン酸合成酵素や呼吸鎖複合体 II との比で評価する．

表4 低カルニチン血症の原因

原発性
全身性カルニチン欠乏症（OCTN2 異常症）

続発性

1. アシル分子とエステル結合し尿中に喪失される病態
   a. 脂肪酸代謝異常症
      カルニチンサイクル異常症（CPT1 欠損症を除く）
      脂肪酸 β 酸化異常症
   b. その他の代謝異常
      有機酸代謝異常症，尿素サイクル異常症，ミトコンドリア病
   c. 薬剤
      ピボキシル基をもつ抗菌薬
         トミロン®，メイアクト®，フロモックス®，オラペネム®
      抗てんかん薬　バルプロ酸ナトリウム
      その他　安息香酸ナトリウム
2. 腎尿細管での再吸収障害　Fanconi 症候群，尿細管性アシドーシスなど
3. 生合成低下　新生児・乳児，肝疾患，腎疾患，低栄養状態
4. カルニチンの摂取不足
      特殊ミルク，結腸栄養剤，中心静脈栄養
      低栄養状態，重症心身障害者
5. 血液透析，腹膜透析（複合的要因）

〔高柳正樹．カルニチン代謝異常症．小児内科 2006；**38**（Suppl）：167. を改変〕

ⓓ 病理検査

　骨格筋生検や培養細胞または症状のある臓器の細胞や組織においてミトコンドリアの病理学的異常を認める．特異度が高く，骨格筋病理における酵素シグナルの低下，または，Gomori トリクローム変法染色における RRF，SDH における SSV，シトクローム c 酸化酵素欠損線維，電子顕微鏡によるミトコンドリアの形態学的異常を認める．または，骨格筋以外でも症状のある臓器や細胞・組織のミトコンドリアの病理学的異常を認める．

ⓔ 遺伝子検査

　核遺伝子とミトコンドリア遺伝子の異常が原因となるが，小児では核遺伝子異常のほうが多い．しかし，遺伝子型と臨床型の相関に乏しく，遺伝子異常に基づく酵素欠損や代謝産物などの評価が必要になる場合もある．ミトコンドリア遺伝子異常は，病因と報告されている，もしくは証明されたミトコンドリア DNA の欠失・重複，点変異などを認める．場合によって，酵素欠損と遺伝子異常が一致しており，変異率が高いなどの証明が必要になる．

5 補足：低カルニチン血症[19]

　血中遊離カルニチンの低下（15 μmol/mL 以下）は，低血糖，高アンモニア血症を引き起こし，Reye 症候群などの急性脳症の誘因にもなりうる．原発性カルニチン欠乏症であるカルニチントランスポーター（OCTN）2 異常症（全身性カルニチン欠乏症）と，続発性カルニチン欠乏症であるカルニチンパルミトイルトランスフェラーゼ（CPT）1 欠損症があり，続発性カルニチン欠乏症は**表4**のように様々な原因があげられる．代謝異常が疑われる急性脳症の際は，低カルニチン血症を評価するために，血中カルニチン 2 分画の測定（商業ベース），もしくはアシルカルニチン分析（タンデムマス分析）を行う必要がある．

🔗 参考にした二次資料

a）日本先天代謝異常学会，編．新生児マススクリーニング対象疾患等診療ガイドライン 2019．東京：診断と治療社，2019.
b）日本ミトコンドリア学会，編．ミトコンドリア病診療マニュアル 2017．東京：診断と治療社，2017.

文献

1）Initial laboratory investigations. In : Hoffmann GF, Nyhan WL, Zschocke J, Kahler SG, Mayatepek E, eds., *Inherited metabolic diseases*. Philadelphia : Lippincott Williams & Wilkins, 2002 : 34.

2）高柳正樹. 代謝救急. 五十嵐　隆, 高柳正樹, 編. 小児科臨床ピクシス 23. 見逃せない先天代謝異常. 東京 : 中山書店, 2010 : 2-4.

3）チョッケ＆ホフマン, 著. 松原洋一, 監訳. 小児代謝疾患マニュアル. 改訂第 2 版. 東京 : 診断と治療社, 2013 : 1-16, 127-35.

4）Clarke JTR. Summary of major causes of acute encephalopathy. In : Clarke JTR, ed., *A Clinical Guide to Inherited Metabolic Diseases*. 3rd ed, Cambridge : Cambridge University Press, 2006 : 53-89.

5）Brusilow SW, Horwich AL. Urea cycle enzymes. In : Scriver CR, Beaudet AL, Sly WS, eds., *The metabolic and molecular basis of inherited disease*. 8th ed, New York : McGraw-Hill, 2001 : 1909-63.

6）Wilcken B. Problems in the management of urea cycle disorders. *Mol Genet Metab* 2004 ; **81**（Suppl 1）: S86-S91.

7）Endo F, Matsuura T, Yanagida K, Matsuda I. Clinical manifestation of inborn errors of ths urea cycle and related metabolic disorders during childhood. *J Nutr* 2004 ; **134**（6 Suppl）: 1605S-9S.

8）Häberle J, Boddaert N, Burlina A, et al. Suggested guidelines for the diagnosis and management of urea cycle disorders. *Orphanet J Rare Dis* 2012 ; **7** : 32.

9）Sugiyama Y, Shimura M, Ogawa-Tominaga M, et al. Therapeutic effect of N-carbamylglutamate in CPS1 deficiency. *Mol Genet Metab Rep* 2020 ; **24** : 100622.

10）信國好俊, 三渕　浩, 犬童康弘, ら. メープルシロップ尿症 : 分枝鎖ケト酸脱水素酵素複合体の分子病理学. 生化学 1992 ; **64** : 67-82.

11）Mitsubuchi H, Owada M, Endo F. Markers associated with inborn errors of metabolism of branched-chain amino acids and their relevance to upper levels of intake in healthy people : an implication from clinical and molecular investigations on maple syrup urine disease. *J Nutr* 2005 ; **135**（6 Suppl）: 1565S-70S.

12）三渕　浩, 信國好俊, 林田由美, ら. メープルシロップ尿症の遺伝子解析. 臨床病理 1993 ; **41** : 484-91.

13）Morris AAM, Spiekerkoetter U. Disorders of mitochondrial fatty acid oxidation and related metabolic pathways. In : Saudubray JM, van den Berghe G, Walter JH, eds., *Inborn Metabolic Diseases*. 5th ed, Berlin : Springer, 2011 : 201-16.

14）Bernier FP, Boneh A, Dennett X, Chow CW, Cleary MA, Thorburn DR. Diagnostic criteria for respiratory chain disorders in adults and children. *Neurology* 2002 ; **59** : 1406-11.

15）Kirby DM, Crawford M, Cleary MA, Dahl HH, Dennett X, Thorburn DR. Respiratory chain complex I deficiency : an underdiagnosed energy generation disorder. *Neurology* 1999 ; **52** : 1255-64.

16）Thorburn DR, Chow CW, Kirby DM. Respiratory chain enzyme analysis in muscle and liver. *Mitochondrion* 2004 ; **4** : 363-75.

17）Gibson K, Halliday JL, Kirby DM, Yaplito-Lee J, Thorburn DR, Boneh A. Mitochondrial oxidative phosphorylation disorders presenting in neonates : clinical manifestations and enzymatic and molecular diagnoses. *Pediatrics* 2008 ; **122** : 1003-8.

18）Ohtake A, Murayama K, Mori M, et al. Diagnosis and molecular basis of mitochondrial respiratory chain disorders : exome sequencing for disease gene identification. *Biochim Biophys Acta* 2014 ; **1840** : 1355-9.

19）高柳正樹. カルニチン代謝異常症. 小児内科 2006 ; **38**（Suppl）: 167.

第 5 章　代謝異常による急性脳症

3 ミトコンドリア救済の治療

📖 推奨

1. ミトコンドリア救済薬の有効性は確立していないが，特別な病態に有効例が報告されている．さらに，先天代謝異常症以外の急性脳症に対するこれらの治療薬の有効性の報告はほとんどないが，ビタミン B₁，カルニチンなどは，代謝異常の診断確定前の脳症例に使われることがある（表1） 推奨グレードは表1の通り

💬 解説

2012年の Cochrane Reviews ではミトコンドリア病に対して明確に有効性を示す治療法はないとされている．以下は，現在使われているミトコンドリア救済薬である．有効性が不明なものも多いが，一部の症例や特別な病態に有効例が報告されている．脳症でアシドーシス，高乳酸血症，低血糖や高アンモニア血症を呈したときに確定診断前から使用するが，継続して使用するには先天代謝異常症が背景にあるかどうか，的確な診断を行う必要がある．

ビタミン B₁（チアミン）

ビタミン B₁ は，ピルビン酸脱水素酵素，α-ケトグルタル酸脱水素酵素などの酵素の補酵素として作用し，ピルビン酸の代謝とトリカルボン酸（TCA）回路を活性化し，ミトコンドリア電子伝達系への電子移送を促進する．ビタミン B₁ 反応性ピルビン酸脱水素酵素複合体異常症で Leigh 脳症を発症した例など，ミトコンドリア異常に起因する脳症の一部に効果を示す可能性がある[1]．まれな疾患として，チアミンの代謝酵素やトランスポーターの異常で脳症を発症する例があり，チアミン補充で改善するため，念頭におく必要がある[2~4]．また，ビタミン B₁ 欠乏による Wernicke 脳症は小児でもイオン飲料水過剰摂取例などで発症例はあり，必須の治療法である[5~9]．

L-カルニチン

カルニチンは，細胞質内の長鎖アシル CoA と結合し，ミトコンドリア内に輸送する担体である．L-カルニチンが欠乏すると，ミトコンドリア内での β 酸化が抑制され，エネルギー代謝に支障をきたす．原発性カルニチン欠乏症では，Reye 様症候群を発症することがある．また，栄養低下，バルプロ酸やピボキシル基含有抗菌薬[10]などの薬剤やアシル CoA 脱水素酵素欠損症では，続発性カルニチン欠乏症を起こし，脳症を誘発する例もある．これらの状態には，カルニチン補充が有効である．カルニチンパルミトイルトランスフェラーゼ2（CPT2）欠損症なども脳症を発症するリスクがあり，カルニチンの補充が必要である[11]．熱感受性の CPT2 多型により脳症を発症する例に対して[12,13]，診断時期が遅れるためか，カルニチン補充が有効であったという報告はない．

なお，CPT1 欠損症では，カルニチンの使用は禁忌であるので，注意が必要である．

表1 ミトコンドリア救済の治療法

Leigh 症候群や高乳酸血症などミトコンドリア機能異常が示唆されるときのミトコンドリア救済療法
推奨グレード C1

1. 活性型ビタミン B₁
   内服：アリナミン®F 50〜100 mg 分2
   点滴・静注：アリナミン®F 注 (50 mg/20 mL/ 管) 50〜100 mg 2×
   　　　　　　ビタメジン® もビタミン B₁ 含有 (1 バイアル中 100 mg) しており，使用可能である．
2. L- カルニチン (レボカルニチン)
   エルカルチン®FF 内用液 10%
   エルカルチン®FF 錠 (100 mg) ／エルカルチン®FF 錠 (250 mg) 25〜100 mg/kg/日 分3 (成人1.5〜3 g/日 分3)
   エルカルチン®FF 静注 (1,000 mg) 50 mg/kg を 3〜6 時間ごとに 2〜3 分かけて静注あるいは点滴静注．1 日
   最大 300 mg/kg
3. コエンザイム Q₁₀ (ユビキノン)
   ノイキノン® 錠 (10 mg) 3〜5 mg/kg 分2

その他のミトコンドリア治療候補薬 推奨グレードなし

4. ビタミン B₂
   リボフラビン細粒 50〜200 mg 分2
5. ビタミン C (1 g/ 日)，ビタミン E (100 mg/ 日)，ビオチン (5 mg/ 日) 等のビタミン剤

MELAS の治療 (上記に追加して使用)

6. アルギニン 推奨グレード B
   脳卒中発作時：アルギ U® 注 (10%) 1 回 5 mL (0.5 g) /kg 1 時間かけて点滴静注
   非発作時：アルギニン内服 0.3〜0.5 g/kg/ 日 分3
7. タウリン 推奨グレード B
   発症予防に有効．15 kg 未満：3 g/ 日，15〜25 kg 未満：6 g/ 日，25〜40 kg 未満：9 g/ 日，40 kg 以上：
   12 g/ 日

ミトコンドリア救済以外の代謝改善薬 推奨グレードなし

8. 活性型ビタミン B₆ 推奨グレードなし
   ピリドキサールリン酸 20〜40 mg/kg/ 日

ミトコンドリアカクテル療法 推奨グレードなし ※上記薬剤を併用して使用

9. 例1：体重 10 kg 程度で下記の量を分3 投与
   ビタミン B₁ 　 100 mg/ 日
   ビタミン C 　 1 g/ 日
   ビオチン 　 5 mg/ 日
   ビタミン E 　 100 mg/ 日
   コエンザイム Q₁₀ 　 50 mg/ 日
   L- カルニチン 　 300 mg/ 日
10. 例2：発症 24 時間以内に治療開始し，10 日間使用
   ビタミン B₁ 　 100 mg/ 日
   ビタミン B₆ 　 20 mg/kg/ 日
   L- カルニチン 　 30 mg/kg/ 日

これらは，タウリン以外はミトコンドリア病や急性脳症としての保険適用はなく，使用時は各薬剤の適応を参照すること．

コエンザイム Q₁₀ (ユビキノン)

　電子伝達系で，電子の受容体として，複合体 I および II から電子を受け取り，複合体 III へ渡す，電子伝達系には必須の因子である．また，抗酸化作用をもつことも報告されている．電子伝達系の流れをよくすることや抗酸化作用が期待され，ミトコンドリア病で使用されている．心筋症へ有効であった例[14]，ミトコンドリア枯渇症候群でコハク酸と併用し肝機能が正常化し正常発達が得られている例などが報告されているが[15]，神経系への効果は明らかではない．ラットへの経口投与で，脳内の濃度は上昇しなかったという報告があり，血液脳関門を通り脳へ移行することは示されていない[16,17]．よって，脳症で使用するエビデンスはない．

ビタミン B₂（リボフラビン）

フラビン アデニン ジヌクレオチド（FAD）として，電子伝達系複合体 II を構成している．リボフラビン反応性一過性新生児グルタル酸血症 II 型で，低血糖，アシドーシス，高アンモニア血症などを伴う多臓器障害と脳症症状をきたした例がある[18]．

ビタミン C，ビタミン E，ビオチン

ビタミン C（1 g/ 日），ビタミン E（100 mg/ 日），ビオチン（5 mg/ 日）などのビタミン剤が抗酸化作用，酵素の活性化などの目的で使用されることがある．

アルギニン

尿素を合成しアンモニアを排泄する尿素サイクルの中間のアミノ酸で，シトルリンから合成される．尿素サイクル異常症で高アンモニア血症による脳症ではアンモニア排泄に使用される．

また，MELAS では，障害されている血管内膜の機能を回復させ，血流をよくして，梗塞様発作を改善し，また予防する効果が報告されている[19〜22]．

タウリン

MELAS 患者の脳梗塞様発作の再発率を年 2.22 から 0.72 に低下させた[23]．

ビタミン B₆

脳内で神経伝達物質の数種類の代謝酵素の補酵素として作用しており，West 症候群や新生児・乳児期のてんかんの一部に有効性を示すが，詳細な作用機序は不明である．

急性脳症への有効性としては，ビタミン B₁ とカルニチンとの併用がけいれん重積型（二相性）急性脳症（AESD）の発症リスクを軽減する可能性が報告されているが[24]，単独での有効性の報告はない．

ミトコンドリアカクテル療法

1 例 1 [25]

エビデンスは確立していないが，各薬剤で上記有用性が考えられ，副作用が少ないため，ミトコンドリア異常が疑われるときにはすぐに治療開始する．AESD でも，24 時間以内に治療開始した例の予後は良好だったとの報告があり，急性脳症でも，ミトコンドリア機能改善のために使用することも検討する．

2 例 2 [24]

初回のてんかん重積状態後 24 時間以内の治療開始で，AESD の予後が改善された報告がある．

文献

1) 中川俊輔，内藤悦雄．幼児期から筋力低下を繰り返し 6 歳時に Leigh 脳症を発症したビタミン B₁ 反応性ピルビン酸脱水素酵素複合体異常症の 1 例．脳と発達 2014；**46**（Suppl）：S375．

2) Fassone E, Wedatilake Y, DeVile CJ, Chong WK, Carr LJ, Rahman S. Treatable Leigh-like encephalopathy presenting in adolescence. *BMJ Case Rep* 2013；**2013**：200838.

3) Ortigoza-Escobar JD, Serrano M, Molero M, et al. Thiamine transporter-2 deficiency：outcome and treatment monitoring. *Orphanet J Rare Dis* 2014；**9**：92.

4) Banka S, de Goede C, Yue WW, et al. Expanding the clinical and molecular spectrum of thiamine pyrophosphokinase deficiency：a treatable neurological disorder caused by TPK1 mutations. *Mol Genet Metab* 2014；**113**：301-6.

5) 新井紗記子，原 紳也，加藤耕治，ら．Wernicke 脳症の小児 2 例．小児科臨床 2014；**67**：2137-43.

6) 塩田 勉，渡邉誠司，京極敬典，加藤寛幸，奥村良法，愛波秀男．多量のイオン飲料摂取により Wernicke 脳症を呈した乳児例．日児誌 2014；**118**：930-6.

7) 平木彰佳，菊地正広．イオン飲料の多飲によるビタミン B₁ 欠乏症から Wernicke 脳症を発症した 2 例．脳と発達 2014；**46**：34-8.

8）福山哲広，武居裕子，奥野慈雨，ら．イオン飲料多飲による Wernicke 脳症の 1 例．日児誌 2013；**117**：1668-69.

9）Lallas M, Desai J. Wernicke encephalopathy in children and adolescents. *World J Pediatr* 2014；**10**：293-8.

10）西山将広，田中　司，藤田杏子，ら．ピボキシル基含有抗菌薬 3 日間投与によるカルニチン欠乏が関与した急性脳症の 1 例．日児誌 2014；**118**：812-8.

11）Hori T, Fukao T, Kobayashi H, et al. Carnitine palmitoyltransferase 2 deficiency：the time-course of blood and urinary acylcarnitine levels during initial L-carnitine supplementation. *Tohoku J Exp Med* 2010；**221**：191-5.

12）Kobayashi Y, Ishikawa N, Tsumura M, et al. Acute severe encephalopathy related to human herpesvirus-6 infection in a patient with carnitine palmitoyltransferase 2 deficiency carrying thermolabile variants. *Brain Dev* 2013；**35**：449-53.

13）Sakai E, Yamanaka G, Kawashima H, et al. A case of recurrent acute encephalopathy with febrile convulsive status epilepticus with carnitine palmitoyltransferase II variation. *Neuropediatrics* 2013；**44**：218-21.

14）中村雄作，山田郁子，阪本　光．MELAS 脳卒中様発作に，Edaravone，CoQ10 大量療法が有効でなく arginine 療法が奏効した成人 MELAS の 1 症例．神経治療学 2008；**25**：310.

15）Kaji S, Murayama K, Nagata I, et al. Fluctuating liver functions in siblings with MPV17 mutations and possible improvement associated with dietary and pharmaceutical treatments targeting respiratory chain complex II. *Mol Genet Metab* 2009；**97**：292-6.

16）Naini A, Lewis V-J, Hirano M, DiMauro S. Primary coenzyme Q10 deficiency and the brain. *Biofactors* 2003；**18**：145-52.

17）Bentinger M, Dallner G, Chojnacki T, Swiezewska E. Distribution and breakdown of labeled coenzyme Q10 in rat. *Free Radic Biol Med* 2003；**34**：563-75.

18）田中藤樹，長尾雅悦．リボフラビン反応性一過性新生児グルタル酸血症 II 型の 1 例．特殊ミルク情報 2013；**49**：39-43.

19）Koga Y, Akita Y, Nishioka J, et al. L-arginine improves the symptoms of strokelike episodes in MELAS. *Neurology* 2005；**64**：710-2.

20）Koga Y, Povalko N, Nishioka J, Katayama K, Yatsuga S, Matsuishi T. Molecular pathology of MELAS and L-arginine effects. *Biochim Biophys Acta* 2012；**1820**：608-14.

21）古賀靖敏．ミトコンドリア脳筋症治療の現況と展望．日本臨牀 2014；**72**：175-84.

22）Ganetzky RD, Falk MJ. 8-year retrospective analysis of intravenous arginine therapy for acute metabolic strokes in pediatric mitochondrial disease. *Mol Genet Metab* 2018；**123**：301-8.

23）Ohsawa Y, Hagiwara H, Nishimatsu S, et al. Taurine supplementation for prevention of stroke-like episodes in MELAS：a multicentre, open-label, 52-week phase III trial. *J Neurol Neurosurg Psychiatry* 2019；**90**：529-36.

24）Fukui KO, Kubota M, Terashima H, Ishiguro A, Kashii H. Early administration of vitamins B1 and B6 and l-carnitine prevents a second attack of acute encephalopathy with biphasic seizures and late reduced diffusion：A case control study. *Brain Dev* 2019；**41**：618-24.

25）Omata T, Fujii K, Takanashi J, et al. Drugs indicated for mitochondrial dysfunction as treatments for acute encephalopathy with onset of febrile convulsive status epileptics. *J Neurol Sci* 2016；**360**：57-60.

全身性炎症反応による急性脳症

第 6 章は Minds 2007 に準拠しており，推奨グレードは xi ページ 表 3 を参照

1 炎症のマーカー

1. 炎症のマーカーとして，直接的および間接的な指標[注)]が提唱されている

推奨グレード該当せず

注)直接的指標とは炎症反応の強さをそのまま示すマーカー，間接的指標とは炎症による組織障害，臓器障害の程度を示すマーカーを指す

1)全身性炎症反応症候群（SIRS）の診断項目は間接的指標となる

2)インフルエンザ脳症の予後不良因子は間接的指標となる

3)様々なサイトカインや関連因子が報告されている

💬 **解説**

サイトカインストーム型の急性脳症では経験上しばしば全身性炎症反応症候群（SIRS）を呈するが，まとまった文献的報告はない．SIRS とは外傷，感染症などの侵襲に対して惹起される炎症性サイトカインの過剰産生（いわゆるサイトカインストーム）による全身的な生体反応である．小児 SIRS の診断基準を**表1**，**表2**に示す[1,2]．SIRS の診断項目である体温，脈拍，呼吸，白血球数は間接的な炎症のマーカーとなり得るが，急性脳症患者でのデータはない．フェリチンも SIRS の重症度の指標になり，炎症のマーカーといえるが，これも急性脳症での報告はない[3]．

インフルエンザ脳症では予後不良因子として血液検査で Hb 14 g/dL 以上，血小板 10 万 /μL 未満，AST・ALT 100 U/L 以上，CK 1,000 U/L 以上，血糖 50 mg/dL 未満または 150 mg/dL 以上，PT 70% 未満，アンモニア 80 μg/dL 以上，尿検査で血尿，蛋白尿の存在が指摘されている[4]．これらは間接的な炎症のマーカーと考えられる．尿中 β_2-MG 上昇も高サイトカイン血症が背景にある可能性がある[5]．

また，保険適用ではないが，サイトカインストーム型の病態形成に重要であるサイトカインや関連因子が予後不良因子と報告されている．これらのうち炎症のバイオマーカーと考えられる項目と

表1 小児全身性炎症反応症候群（SIRS）の診断基準

下記 4 項目のうち 2 項目以上の存在．ただし 1)か 4)の 1 項目は満たすもの
1) 深部体温[*1] > 38.5℃か< 36℃
2) 頻脈か徐脈[*2]
3) 多呼吸[*2]か人工呼吸管理状態
4) 白血球増多か減少[*2]もしくは> 10% 幼若白血球

[*1]：直腸，膀胱，口腔，中心カテーテル温
[*2]：表2参照
〔Goldstein B, Giroir B, Randolph A. International pediatric sepsis consensus conference : definitions for sepsis and organ dysfunction in pediatrics. *Pediatr Crit Care Med* 2005 ; **6** : 2-8. を改変〕

表2 小児全身性炎症反応症候群 (SIRS) における年齢別バイタルサインおよび白血球数異常の基準

age group	heart rate, beat/min		respiratory rate, breaths/min	leukocyte count leukocytes $\times 10^3/mm^3$
	tachycardia	bradycardia		
0 days to 1 wk	> 180	< 100	> 50	> 34
1 wk to 1 mo	> 180	< 100	> 40	> 19.5 or < 5
1 mo to 1 yr	> 180	< 90	> 34	> 17.5 or < 5
2～5 yrs	> 140	NA	> 22	> 15.5 or < 6
6～12 yrs	> 130	NA	> 18	> 13.5 or < 4.5
13 to < 18 yrs	> 110	NA	> 14	> 11 or < 4.5

NA : not applicable

〔Goldstein B, Giroir B, Randolph A. International pediatric sepsis consensus conference : definitions for sepsis and organ dysfunction in pediatrics. *Pediatr Crit Care Med* 2005 ; **6** : 2-8. を改変〕

して血清 IL-6 [6,7]，血清 TNF-α [7～9]，血清可溶性 TNF 受容体[7～9]，血清 IL-10 [8,9]，MIF[10]，LIF[10]などがあげられる．

参考にした二次資料

a）日本医療研究開発機構研究費（新興・再興感染症に対する革新的医薬品等開発推進研究事業）「新型インフルエンザ等への対応に関する研究」班．インフルエンザ脳症の治療戦略．2018．https://www.childneuro.jp/uploads/files/about/influenzaencephalopathy2018.pdf

b）厚生労働科学研究費補助金（新興・再興感染症研究事業）「インフルエンザ脳症の発症因子の解明とそれに基づく発症前診断方法の確立に関する研究」班．インフルエンザ脳症ガイドライン［改訂版］．2009．http://www.mhlw.go.jp/kinkyu/kenkou/influenza/hourei/2009/09/dl/info0925-01.pdf

文献

1）Goldstein B, Giroir B, Randolph A. International pediatric sepsis consensus conference : definitions for sepsis and organ dysfunction in pediatrics. *Pediatr Crit Care Med* 2005 ; **6** : 2-8.

2）長谷川俊史，市山高志．敗血症．小児科学レクチャー 2013 ; **3** : 316-22.

3）Suárez-Santamaría M, Santolaria F, Pérez-Ramírez A, et al. Prognostic value of inflammatory markers（notably cytokines and procalcitonin）, nutritional assessment, and organ function in patients with sepsis. *Eur Cytokine Netw* 2010 ; **21** : 19-26.

4）Nagao T, Morishima T, Kimura H, et al. Prognostic factors in influenza-associated encephalopathy. *Pediatr Infect Dis J* 2008 ; **27** : 384-9.

5）権藤健二郎，花井敏男，武本環美，水野由美．急性脳症の診断における尿中 β2-microglobulin 測定の有用性に関する検討．脳と発達 2010 ; **42** : 233-4.

6）Aiba H, Mochizuki M, Kimura M, Hojo H. Predictive value of serum interleukin-6 level in influenza virus-associated encephalopathy. *Neurology* 2001 ; **57** : 295-9.

7）Morita H, Hosoya M, Kato A, Kawasaki Y, Suzuki H. Laboratory characteristics of acute encephalopathy with multiple organ dysfunctions. *Brain Dev* 2005 ; **27** : 477-82.

8）Ichiyama T, Endo S, Kaneko M, Isumi H, Matsubara T, Furukawa S. Serum cytokine concentrations of influenza-associated acute necrotizing encephalopathy. *Pediatr Int* 2003 ; **45** : 734-6.

9）Ichiyama T, Morishima T, Isumi H, Matsufuji H, Matsubara T, Furukawa S. Analysis of cytokine levels and NF-κB activation in peripheral blood mononuclear cells in influenza virus-associated encephalopathy. *Cytokine* 2004 ; **27** : 31-7.

10）Kawahara Y, Morimoto A, Oh Y, et al. Serum and cerebrospinal fluid cytokines in children with acute encephalopathy. *Brain Dev* 2020 ; **42** : 185-91.

第6章 全身性炎症反応による急性脳症

2 副腎皮質ステロイドの意義，適応，方法

推奨

1. サイトカインストーム型では副腎皮質ステロイドの投与を考慮するとよい

推奨グレード **C1**

1) 急性壊死性脳症（ANE）では予後を改善させることが期待できる
2) 他のサイトカインストーム型の症例でも効果が期待される
3) メチルプレドニゾロンパルス療法が一般的である

解説

　小児の急性脳症において抗炎症を目的とした治療を行う際は，副腎皮質ステロイド製剤が使用経験と安全性の面から推奨されるが高度なエビデンスはない．インフルエンザ脳症や急性壊死性脳症（ANE）において発症 24 時間以内の使用が予後を改善させる可能性が示唆されている[1,2]．

　最も適応となる病型はサイトカインストーム型急性脳症である．全身性炎症反応症候群（SIRS）の定義を満たすなど前述（第 6 章 -1）の炎症マーカーより炎症の存在が示唆される症例では副腎皮質ステロイド製剤の効果が期待できる可能性がある[3,4]．副腎皮質ステロイド治療のなかではメチルプレドニゾロンパルス療法が「インフルエンザ脳症ガイドライン」に掲載され広く普及している．メチルプレドニゾロン（mPSL）30 mg/kg/ 日（最大量 1 日 1 g）を 2 時間かけて点滴静注する．原則として 3 日間投与する．凝固亢進による血栓形成予防として，通常パルス療法終了翌日までヘパリン 100 〜 150 IU/kg/ 日を持続点滴静注する．副腎皮質ステロイド治療はできる限り早期に実施することが望ましいと考えられている．

参考にした二次資料

a) 日本医療研究開発機構研究費（新興・再興感染症に対する革新的医薬品等開発推進研究事業）「新型インフルエンザ等への対応に関する研究」班．インフルエンザ脳症の診療戦略．2018．https : //www.childneuro.jp/uploads/files/about/influenzaencephalopa-thy2018.pdf

b) 厚生労働科学研究費補助金（新興・再興感染症研究事業）「インフルエンザ脳症の発症因子の解明とそれに基づく発症前診断方法の確立に関する研究」班．インフルエンザ脳症ガイドライン ［改訂版］．2009．http : //www.mhlw.go.jp/kinkyu/kenkou/influenza/hourei/2009/09/dl/info0925-01.pdf

文献

1) 小林慈典，富樫武弘，水口　雅，ら．インフルエンザ脳症特殊治療の全国調査．日児誌 2007 ; **111** : 659-65.

2) Okumura A, Mizuguchi M, Kidokoro H, et al. Outcome of acute necrotizing encephalopathy in relation to treatment with corticosteroids and gammaglobulin. *Brain Dev* 2009 ; **31** : 211-7.

3) 市山高志．病態を踏まえた治療戦略．*Neuroinfection* 2013 ; **18** : 74-9.

4) 鳥巣浩幸，原　寿郎．インフルエンザ脳症．*BRAIN and NERVE* 2015 ; **67** : 859-69.

3 ガンマグロブリンと血液浄化の意義，適応，方法

推奨

1. ガンマグロブリン投与と血液浄化療法については，サイトカインストーム型など炎症が病態に関与する急性脳症では理論上効果が期待されるが，エビデンスはない

推奨グレードなし

解説

　ガンマグロブリン製剤は免疫担当細胞の活性化抑制や炎症性サイトカイン産生抑制などにより抗炎症作用を発揮するが，作用機序としていまだ不明な部分もある[1,2]．理論上，サイトカインストーム型急性脳症など炎症が病態に関与する急性脳症では使用する意義はあると考えられるが，臨床において現在まで十分なエビデンスは得られていない[3~5]．投与方法はガンマグロブリン製剤 1~2 g/kg を点滴静注する．投与量は患児の状態に応じて適宜変更する．特に治療開始初期にアナフィラキシーショックを生じることがあるため，点滴速度は添付文書の記載に従い，注意深い観察とバイタルサインのチェックが必要である．

　血液浄化療法は血液中のサイトカインなど炎症性物質を除去することにより，炎症を制御することを目的とするが[6,7]，敗血症患者において有効性を認めなかった報告もある[8]．ガンマグロブリンと同様，理論上炎症が病態に関与する急性脳症に対し有効性が期待されるが，十分なエビデンスは得られていない[9]．副腎皮質ステロイドやガンマグロブリンに比し，侵襲性が高い治療法のため，経験豊富な施設でかつ前者の治療のみでは制御困難と思われる高度な炎症状態の症例に限り考慮される可能性があるがエビデンスはない．血液浄化療法ではおもに持続血液濾過透析（CHDF）と血漿交換（PE）療法が行われている．炎症性サイトカイン過剰産生状態においてはポリメチルメタクリレート（PMMA）膜からなる CHDF がメディエーター除去能力に優れるとされる[10]．また，CHDF と PE を組み合わせた体外循環血液浄化療法（EBP）の有効性も報告されている[11]．CHDF の方法は複雑なため参考にした二次資料を参照されたい．PE は置換液に 5% アルブミン溶液を用いる．凝固異常併発例では新鮮凍結血漿（FFP）を使用することやヘパリンまたはメシル酸ナファモスタットによる抗凝固療法を行う．1 日の PE 量は循環血漿量＝体重（kg）×1,000/13×（1−Ht（%）/100）とし，全血漿置換のため 3 日間を 1 クールとして実施する[12]．

参考にした二次資料

a）伊藤克己，監．小児急性血液浄化療法マニュアル．東京：医学図書出版，2002．
b）日本医療研究開発機構研究費（新興・再興感染症に対する革新的医薬品等開発推進研究事業）「新型インフルエンザ等への対応に関する研究」班．インフルエンザ脳症の治療戦略．2018．https://www.childneuro.jp/uploads/files/about/influenzaencephalopathy2018.pdf
c）厚生労働科学研究費補助金（新興・再興感染症研究事業）「インフルエンザ脳症の発症因子の解明とそれに基づく発症前診断方法の確立に関する研究」班．インフルエンザ脳症ガイドライン ［改訂版］．2009．http://www.mhlw.go.jp/kinkyu/kenkou/influenza/

hourei/2009/09/dl/info0925-01.pdf

d）伊藤秀一，和田尚弘，監．小児急性血液浄化療法ハンドブック．東京：東京医学社，2013.

🔗 文献

1）Ichiyama T, Ueno Y, Hasegawa M, Niimi A, Matsubara T, Furukawa S. Intravenous immunoglobulin inhibits NF- kappa B activation and affects Fcgamma receptor expression in monocytes/macrophages. *Naunyn Schmiedebergs Arch Pharmacol* 2004 ; **369** : 428-33.

2）Ichiyama T, Ueno Y, Isumi H, Niimi A, Matsubara T, Furukawa S. An immunoglobulin agent（IVIG）inhibits NF- kappa B activation in cultured endothelial cells of coronary arteries in vitro. *Inflamm Res* 2004 ; **53** : 253-6.

3）小林慈典，富樫武弘，水口　雅，ら．インフルエンザ脳症特殊治療の全国調査．日児誌 2007 ; **111** : 659-65.

4）Okumura A, Mizuguchi M, Kidokoro H, et al. Outcome of acute necrotizing encephalopathy in relation to treatment with corticosteroids and gammaglobulin. *Brain Dev* 2009 ; **31** : 211-7.

5）鳥巣浩幸，原　寿郎．インフルエンザ脳症．*BRAIN and NERVE* 2015 ; **67** : 859-69.

6）Matsuda K, Hirasawa H, Oda S, Shiga H, Nakanishi K. Current topics on cytokine removal technologies. *Ther Apher* 2001 ; **5** : 306-14.

7）Nakae H, Asanuma Y, Tajimi K. Cytokine removal by plasma exchange with continuous hemodiafiltration in critically ill patients. *Ther Apher* 2002 ; **6** : 419-24.

8）Payen D, Mateo J, Cavaillon JM, et al. Impact of continuous venovenous hemofiltration on organ failure during the early phase of severe sepsis : a randomized controlled trial. *Crit Care Med* 2009 ; **37** : 803-10.

9）早野駿佑，天本正乃，高野健一，神薗淳司，山下由理子，友納優子．積極的な治療介入を行い予後良好な経過を辿った急性壊死性脳症．日小児救急医会誌 2020 ; **19** : 60-4.

10）Matsuda K, Moriguchi T, Harii N,Goto J. Comparison of efficacy between continuous hemodiafiltration with a PMMA membrane hemofilter and a PAN membrane hemofilter in the treatment of a patient with septic acute renal failure. *Transfus Apher Sci* 2009 ; **40** : 49-53.

11）和合正邦，下岡武史．血液浄化療法．日本臨牀 2011 ; **69** : 534-40.

12）平野浩一．血液浄化療法．小児内科 2013 ; **45** : 242-44.

4 急性壊死性脳症（ANE）の診断と治療

推奨

1. 急性壊死性脳症（ANE）は，臨床症状・検査所見・画像所見を組み合わせて総合的に診断する．両側対称性の視床病変が特徴的であるが，同様の画像所見を呈する疾患との鑑別を行う必要がある　画像検査の推奨グレードB

2. ANE の治療としては，発症後早期のステロイドパルス療法が推奨される
推奨グレードB
ガンマグロブリン大量療法や脳低温・平温療法の効果は現時点では明確になっていない
推奨グレードなし

解説

診　断

　急性壊死性脳症（ANE）は，1995 年に Mizuguchi らが提唱した急性脳炎・脳症の亜型である[1]．特異的なバイオマーカーは知られていないため，臨床症状・検査所見・画像所見を組み合わせて総合的に診断する．一般的な診断の目安を表1に示す．従来の ANE の報告は，概ねこの目安に沿って診断されていると考えられる．ANE の契機となる感染症としては，インフルエンザが最多でヒトヘルペスウイルス（HHV）-6 感染症がそれに次ぐ[2]．ANE の報告は日本・台湾・韓国など東アジアに集中しており[3〜8]，欧米諸国からの報告は少ない[9]．何らかの人種的要素が発症に関与していると推測される．一方，欧米からは家族性あるいは反復性 ANE の報告が散見され RANBP2 遺伝子の関与が明らかになっているが[10]，日本の孤発性 ANE では RANBP2 遺伝子変異は極めてまれであり，画像所見は類似していても両者は異なる病態である可能性がある．日本では RANBP2 遺伝子変異を認めない反復性 ANE が報告されている[11]．また，日本人の ANE 症例では，HLA の DRB1*09:01 および DQB1*03:03 アレルが正常対照に比べて高率であることが報告されている[12]．これらの結果は，遺伝学的な素因が ANE の発症しやすさに関与していることを示唆する．

　ANE に極めて特徴的なのは画像所見である．両側対称性の視床病変は必発で，ANE の診断において重要である（図1，図2）．発症後早期の視床病変は，CT では低吸収を呈し（図1），MRI では T1 強調像で低信号，T2 強調像で高信号を呈する（図2）．拡散強調像でも高信号を呈するが，信号変化の範囲は一般的に T2 強調画像における高信号域よりも狭いことが多い．視床病変は視床の概ね中心からやや前方寄りに位置し，急性期には視床の容積が増大して膨隆することもまれでない．発症から数日ほど経過すると視床病変は同心円状の所見を呈することがある．CT では，病変の中心部が高吸収，その周囲が強い低吸収を呈し，さらにその外側では淡い低吸収を呈する（図3）[13]．MRI 拡散強調像では，病変の中心部では拡散能の上昇を，その周囲では著明な拡散能の低下を，

表1　急性壊死性脳症の診断の目安

1. 発熱を伴うウイルス性疾患に続発した急性脳症：意識レベルの急速な低下，けいれんを認める．
2. 髄液細胞増多を認めない．髄液蛋白濃度はしばしば上昇する．
3. 頭部 CT，MRI による両側対称性，多発性脳病変の証明：両側視床病変は必発である．しばしば大脳側脳室周囲白質，内包，被殻，上部脳幹被蓋，小脳髄質にも病変を認めることがある．これら以外の領域には病変を認めない．
4. 血清トランスアミナーゼの上昇（程度は様々）を認めるが，血中アンモニアの上昇は認めない．
5. 類似疾患の除外：
   a. 臨床的見地からの鑑別診断：重症の細菌・ウイルス感染症，劇症肝炎．中毒性ショック，溶血性尿毒症症候群などの毒素に起因する疾患．Reye 症候群，出血性ショック脳症症候群（HSES），熱中症．
   b. 放射線学的（病理学的）見地からの鑑別診断：Leigh 脳症などのミトコンドリア異常症．グルタル酸血症，メチルマロン酸血症，乳児両側線条体壊死．Wernicke 脳症，一酸化炭素中毒．急性散在性脳脊髄炎，急性出血性白質脳炎などの脳炎，脳血管炎．動脈性・静脈性の梗塞，低酸素症・頭部外傷の影響．

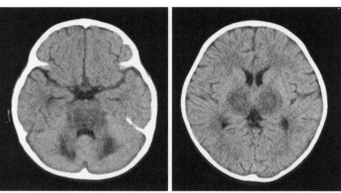

図1　急性壊死性脳症の CT 所見
視床・脳幹背側・小脳白質に左右対称性の低吸収域を認める．
〔Mizuguchi M, Hayashi M, Nakano I, et al. Concentric structure of thalamic lesions in acute necrotizing encephalopathy. *Neuroradiology* 2002 ; **44** : 489-93.〕

さらにその外側は拡散能の上昇を認める（**図3**）[14]．病理的には病変の中心部は壊死に陥って血管周囲出血を呈し，その周囲は強い浮腫と組織の粗鬆化を呈し，さらにその周囲は髄鞘淡明化と血漿成分の血管周囲への漏出を認めることが報告されており，画像所見と合致する[13]．注意すべき点は，ANE 以外の脳炎・脳症でも視床病変を合併することがあるということである．急性散在性脳脊髄炎（ADEM）では，視床は病変の好発部位でしばしば対称性視床病変を認める[15]．けいれん重積型（二相性）急性脳症（AESD）でも，視床病変を亜急性期に認めることはまれでない[16]．したがって，両側対称性の視床病変を認めても，直ちに ANE と診断してはいけない．視床以外に病変を認める部位としては，大脳白質・小脳白質・中脳および橋被蓋部があげられる．大脳白質病変は視床の周囲および深部白質に概ね限局し，AESD でみられるような bright tree appearance（BTA）[17]を呈することはない．

　ANE の症状は，昏睡とけいれんとが極めて高率であり，ほぼ必発といってよい[3]．嘔吐や下痢などの消化器症状も高率である[3]．重症例では発症後早期からショックを認めることがある．異常言動を認める率はあまり高くないが，時に意識障害に先行して出現するとの報告もある[18]．

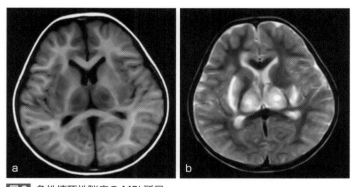

図2 急性壊死性脳症の MRI 所見
視床・脳室周囲白質・外包に T1 強調画像（a）で低信号，T2 強調画像（b）で高信号を呈する左右対称性の病変を認める．

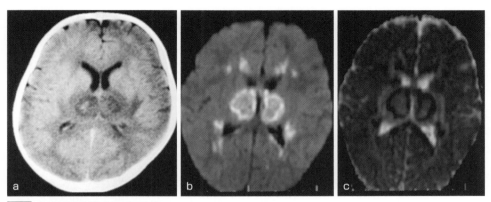

図3 急性壊死性脳症の視床病変
a：CT 所見．病変の中心部が高吸収，その周囲が強い低吸収を呈し，さらにその外側では淡い低吸収を呈する．
〔Mizuguchi M, Hayashi M, Nakano I, et al. Concentric structure of thalamic lesions in acute necrotizing encephalopathy. *Neuroradiology* 2002 ; **44** : 489-93.〕
b・c：MRI 所見．病変の中心部では拡散能の上昇を，その周囲では著明な拡散能の低下を，さらにその外側は拡散能の上昇を認める．
〔Albayram S, Bilgi Z, Selcuk H, et al. Diffusion-weighted MR imaging findings of acute necrotizing encephalopathy. *AJNR Am J Neuroradiol* 2004 ; **25** : 792-7.〕

第6章

全身性炎症反応による急性脳症

血液検査では，AST・ALT・LDH の上昇を高率に認める[3]．CK の上昇は約半数に認める[3]．血清アンモニア値は原則として上昇しないが，まれに上昇することもある[3]．血小板の低下やフィブリノゲン低下および凝固時間の延長を認めることがあり，播種性血管内凝固（DIC）を合併することもある．髄液検査では，細胞数の増多は認めず，蛋白濃度の上昇を約 2/3 の症例に認める[3]．髄液圧は上昇していることが多い．脳波では高振幅徐波などの異常を高率に認める[3]．ANE の重症度については，重症度スコアが提唱されており（**表2**）[19]，重症度スコアと転帰とはある程度相関することが報告されている[7,8]．

治 療

ANE はまれな疾患であり症例の集積が困難であるため，治療に関するまとまった報告は少ない（**表3**）[5,6,20]．日本の後方視的研究では，脳幹病変を伴わない場合は発症後 24 時間以内にステロイドを投与（デキサメタゾン静注またはステロイドパルス療法）すると予後が良好であることが報告された[20]．ステロイドパルス療法の実施の有無やガンマグロブリン大量療法の有無による予後の違いは認めなかった．韓国の 6 例のケースシリーズではステロイドパルス療法を実施した例でデキサメ

表2 急性壊死性脳症重症度スコア

項目	スコア
ショック	3
年齢＞4歳	2
脳幹病変あり	2
血小板数＜10万/μL	1
髄液蛋白＞60 mg/dL	1

スコアの合計　0〜1　低リスク
　　　　　　　2〜4　中間リスク
　　　　　　　5〜9　高リスク

〔Yamamoto H, Okumura A, Natsume J, Kojima S Mizuguchi M. A severity score for acute necrotizing encephalopathy. *Brain Dev* 2015；**37**：322-7.〕

表3 急性壊死性脳症の治療の報告

文献	症例数	所見
5	6	デキサメタゾンを使用した3例では，中等度後障害2例・死亡1例であった．メチルプレドニゾロンパルス療法を実施した3例では，後障害なし1例，軽度後障害1例，中等度後障害1例であった
6	10	ステロイドパルス療法を実施した7例では，後障害なし3例，後障害あり2例，死亡2例であった．ステロイドパルス療法を実施しなかった3例では，後障害なし1例，死亡2例であった
20	34	脳幹病変を伴わない17例：発症後24時間以内のステロイドの使用した症例で予後が有意に良好であった．全経過におけるステロイドの使用，ステロイドパルス療法の実施，ガンマグロブリン大量療法による予後の差は認めない． 脳幹病変を伴う17例：以下の有無による予後に有意差を認めない．全経過におけるステロイドの使用，発症後24時間以内のステロイドの使用，ステロイドパルス療法の実施，ガンマグロブリン大量療法

タゾン投与例に比べて予後がよい傾向を示したが[5]，韓国の異なる10例のケースシリーズではステロイドパルス療法の実施と死亡率との間には相関を認めなかった[6]．

　これらの結果からは十分なエビデンスは確立していないが，発症後早期にステロイドパルス療法を実施することが推奨される．ガンマグロブリン大量療法については，現時点では有効性が証明されていない．少数ではあるが，血液浄化を実施され予後良好であった症例が報告されている[21,22]．近年は脳低温・平温療法などの脳保護療法が少しずつ普及しつつあり，ANEの症例でも実施されることが予想される．海外ではANEに対するIL-6受容体阻害薬トシリズマブを静注による治療の試みが報告された[23]．それぞれの治療効果を明らかにしてANEの治療法を客観的な根拠をもって確立するには，症例の集積が必要である．

🔗 参考にした二次資料

a）日本医療研究開発機構研究費（新興・再興感染症に対する革新的医薬品等開発推進研究事業）「新型インフルエンザ等への対応に関する研究」班．インフルエンザ脳症の診療戦略．2018．https://www.childneuro.jp/uploads/files/about/influenzaencephalopathy2018.pdf

🔗 文献

1）Mizuguchi M, Abe J, Mikkaichi K, et al. Acute necrotising encephalopathy of childhood：a new syndrome presenting with multifocal, symmetric brain lesions. *J Neurol Neurosurg Psychiatry* 1995；**58**：555-61.

2）Hoshino A, Saitoh M, Oka A, et al. Epidemiology of acute encephalopathy in Japan, with emphasis on the association of viruses and syndromes. *Brain Dev* 2012 ; **34** : 337-43.

3）Mizuguchi M. Acute necrotizing encephalopathy of childhood : a novel form of acute encephalopathy prevalent in Japan and Taiwan. *Brain Dev* 1997 ; **19** : 81-92.

4）Kim JH, Kim IO, Lim MK, et al. Acute necrotizing encephalopathy in Korean infants and children : imaging findings and diverse clinical outcome. *Korean J Radiol* 2004 ; **5** : 171-7.

5）Seo HE, Hwang SK, Choe BH, Cho MH, Park SP, Kwon S. Clinical spectrum and prognostic factors of acute necrotizing encephalopathy in children. *J Korean Med Sci* 2010 ; **25** : 449-53.

6）Lee CG, Kim JH, Lee M, Lee J. Clinical outcome of acute necrotizing encephalopathy in related to involving the brain stem of single institution in Korea. *Korean J Pediatr* 2014 ; **57** : 264-70.

7）Lim HY, Ho VPY, Lim TCC, Thomas T, Chan DWS. Serial outcomes in acute necrotising encephalopathy of childhood : A medium and long term study. *Brain Dev* 2016 ; **38** : 928-36.

8）Chow CK, Ma CKL. Presentation and Outcome of Acute Necrotizing Encephalopathy of Childhood : A 10-Year Single-Center Retrospective Study From Hong Kong. *J Child Neurol* 2020 ; **35** : 674-80.

9）Williams TA, Brunsdon RK, Burton KLO, et al. Neuropsychological outcomes of childhood acute necrotizing encephalopathy. *Brain Dev* 2019 ; **41** : 894-900.

10）Neilson DE, Adams MD, Orr CMD, et al. Infection-triggered familial or recurrent cases of acute necrotizing encephalopathy caused by mutations in a component of the nuclear pore, RANBP2. *Am J Hum Genet* 2009 ; **84** : 44-51.

11）Nishimura N, Higuchi Y, Kimura N, et al. Familial acute necrotizing encephalopathy without RANBP2 mutation : Poor outcome. *Pediatr Int* 2016 ; **58** : 1215-8.

12）Hoshino A, Saitoh M, Miyagawa T, et al. Specific HLA genotypes confer susceptibility to acute necrotizing encephalopathy. *Genes Immun* 2016 ; **17** : 367-9.

13）Mizuguchi M, Hayashi M, Nakano I, et al. Concentric structure of thalamic lesions in acute necrotizing encephalopathy. *Neuroradiology* 2002 ; **44** : 489-93.

14）Albayram S, Bilgi Z, Selcuk H, et al. Diffusion-weighted MR imaging findings of acute necrotizing encephalopathy. *AJNR Am J Neuroradiol* 2004 ; **25** : 792-7.

15）Tenembaum SN. Acute disseminated encephalomyelitis. *Handb Clin Neurol* 2013 ; **112** : 1253-62.

16）Kurahashi N, Tsuji T, Kato T, et al. Thalamic lesions in acute encephalopathy with biphasic seizures and late reduced diffusion. *Pediatr Neurol* 2014 ; **51** : 701-5.

17）Takanashi J, Oba H, Barkovich AJ, et al. Diffusion MRI abnormalities after prolonged febrile seizures with encephalopathy. *Neurology* 2006 ; **66** : 1304-9.

18）Okumura A, Mizuguchi M, Aiba H, Tanabe T, Tsuji T, Ohno A. Delirious behavior in children with acute necrotizing encephalopathy. *Brain Dev* 2009 ; **31** : 594-9.

19）Yamamoto H, Okumura A, Natsume J, Kojima S Mizuguchi M. A severity score for acute necrotizing encephalopathy. *Brain Dev* 2015 ; **37** : 322-7.

20）Okumura A, Mizuguchi M, Kidokoro H, et al. Outcome of acute necrotizing encephalopathy in relation to treatment with corticosteroids and gammaglobulin. *Brain Dev* 2009 ; **31** : 221-7.

21）池田裕一，赤城邦彦，高橋英彦，奥山伸彦，鹿間芳明，田中祐吉．肝障害，腎不全合併の急性壊死性脳症患児への持続血液濾過透析療法．日児誌 2002 ; **106** : 81-4.

22）小山智弘，田中具治，溝田敏幸，ら．著明な肝機能障害を合併した急性壊死性脳症の一例．日本集中治療医学会雑誌 2013 ; **20** : 285-6.

23）Koh JC, Murugasu A, Krishnappa J, Thomas T. Favorable outcomes with early interleukin 6 receptor blockade in severe acute necrotizing encephalopathy of childhood. *Pediatr Neurol* 2019 ; **98** : 80-4.

けいれん重積を伴う急性脳症

第 7 章は Minds 2007 に準拠しており，推奨グレードは xi ページ 表 3 を参照

1 けいれん重積型（二相性）急性脳症（AESD）の診断と治療

📖 推奨

1. けいれん重積型（二相性）急性脳症（AESD）は日本の小児急性脳症で最も高頻度（約30%）である 推奨グレード該当せず

2. 診断は二相性の臨床像と特徴的な画像所見による MRI検査の推奨グレードB

3. 治療は支持療法を基盤とする 推奨グレードB

4. 体温管理療法（脳平温療法：目標体温36℃）に関してはCQ1を参照

5. CQ1以外に現時点でエビデンスのある特異的治療・特殊治療は存在しない 推奨グレードなし

💬 解説

　けいれん重積型（二相性）急性脳症（AESD）は，日本で1990年代後半から認識されはじめた新しい脳症症候群である．二相性けいれんと遅発性拡散能低下を呈する急性脳症，またはけいれん重積型急性脳症（AEFCSE）として報告されたが，2015年に「けいれん重積型（二相性）急性脳症」（AESD）として医療費助成の指定難病[a]，2018年には小児慢性特定疾病[b]に認定されたこともあり，本名称で記載する．AESDは，日本の乳児に好発し，国外からの報告は極めてまれである．急性脳症の全国実態調査（2014年4月～2017年10月の3年間）[1,2]によると，AESDは日本の小児急性脳症のうち34%と最も頻度が高く，平均1.6歳（中央値1歳，男児48%），年間100～200名の発症が想定される．発症に関与する病原体として，ヒトヘルペスウイルス（HHV）-6（32%），インフルエンザウイルス（7%）の頻度が高い[1,2]．死亡例は2%と低いが，神経学的後遺症を62%に認め，治癒は1/3（33%）にすぎない．AESDは神経疾患を有する小児に好発しやすい．実際，AESD 18症例を検討した報告ではそのうち6例は神経疾患を背景とし，基礎疾患のなかった小児（14.5か月）に比して発症年齢が高った（19.5か月）とされている[3]．有熱性けいれんのうちAESDを発症する頻度については，有熱性けいれん持続時間が20分間以上で4.3%（2,844例中123例），40分間以上で7.1%（1,397例中99例）と報告されている[4]．病態としてはサイトカインストームを主体とする急性壊死性脳症（ANE），出血性ショック脳症症候群（HSES）とは異なり，興奮毒性による遅発性神経細胞死[5,6]が想定されている．

診断

① 診断基準

ⓐ 臨床像

①小児で，感染症の有熱期に発症する．頭部外傷など他の誘因に基づく病態，他の脳症症候群，脳

炎は除外する.

②発熱当日または翌日にけいれん（early seizure，多くはけいれん性てんかん重積）で発症する.

③3～7病日にけいれん（late seizure，多くは焦点起始発作の群発）の再発，ないし意識障害の増悪を認める.

❺ 画像所見

④3～14病日に拡散強調像で皮質下白質（bright tree appearance：BTA）ないし皮質に高信号を認める．中心溝周囲はその所見を認めない（central sparing）.

⑤2週以降，前頭部，前頭・頭頂部にCT，MRIで残存病変ないし萎縮を，またはSPECTで血流低下を認める．中心溝周囲はしばしばその所見を認めない.

①②に加えて③④⑤のいずれかを満たした場合AESDと診断する.

❻ 参考所見

①原因病原体としてHHV-6，インフルエンザウイルスの頻度が高い.

② early seizure後，意識障害はいったん改善傾向となる.

③1，2病日に実施されたCT，MRIは正常である.

④全く神経学的後遺症のないものから重度の精神運動障害まで予後は様々である.

2 AESD診断についての解説

AESDは臨床像としてearly seizureとlate seizure，画像所見としてBTAが主たる特徴である．そのため，②の発熱後のけいれん発作は必須項目とした．late seizureが潜在性発作（subclinical seizure）である場合は，遅発性（4～6病日）の意識レベル低下として認識される可能性があるため，③はlate seizureないし意識レベルの低下のいずれかとした．重症で気管挿管中，高用量バルビツレート療法実施中の患児では③が観察されないこと，画像診断を実施し得ない（④が得られない）ことがありうる．そのため，③④⑤のいずれかがあればAESDと診断しうることとした．また，AESDは小児の感染に伴う脳症であり，BTA類似の画像所見を呈しうる頭部外傷，虐待，低酸素性脳症，臨床的に他の脳症症候群，脳炎は除外する必要があることを①に記載し必須項目とした．特に，乳児期の頭部外傷〔abusive head trauma（AHT）を含む〕後にAESDに類似した臨床経過・画像所見を呈する症例は，Infantile traumatic brain injury with a biphasic clinical course and late reduced diffusion（TBIRD）として報告され[7]，時に病初期に発熱を認めうるため注意が必要である.

AESDは，感染に伴う発熱初期に多くはけいれん性てんかん重積で発症する[5,6,8～12]（図1）[13]．early seizure後は，意識障害はいったん改善傾向となり，20～30%の症例で意識はほぼ清明となる[5]．early seizureの持続時間が数分間と短い症例も報告されている[9]．その場合，early seizureとlate seizureの間，ないしlate seizure後の意識障害が認められないか，ないし極めて軽微で神経学的後遺症を残さないこともある．late seizureは4～6病日に多くは群発する焦点発作で発症し，意識障害が増悪することが多い．late seizureはけいれんの明らかでないで潜在性発作の場合があり[14]，脳波モニターによる持続的な観察が勧められる．late seizure後は，意識障害は徐々に回復し，この時期に不随意運動や常同運動がみられることがある．慢性期には運動機能に比して知的障害が強く残存しやすい．AESD発症から数か月経過した後に，てんかんを発症する場合があり，しばしば難治性である[15～17]．すなわちAESD後のてんかんは，10/44例（23%）で2～39か月（中間値8.5か月）後に認められ（音による反射性焦点発作，てんかん性スパスムを含む），6/10例で難治性と報告されている[17].

AESDは経時的に特徴的な画像所見（図1～3）[13]を呈する[5,6]．1，2病日に実施されたMRIは拡散強調像を含めて正常である．3～9病日で拡散強調像にて皮質下白質に高信号（BTA），T2強調像，FLAIR画像にて皮質下U-fiberに沿った高信号を認める．皮質のT2高信号は約半数に認められるが，U-fiber病変に比して軽度である．病変は前頭部優位（前頭葉，前頭頭頂葉）であり，中心前・後回は保たれやすい（central sparingと称される）．9～25病日にはBTAは消失し，拡散強調像で皮質の高信号を認めうる．同時期以降にT2強調像，FLAIR像では皮質下白質に高信号を認める．2週以

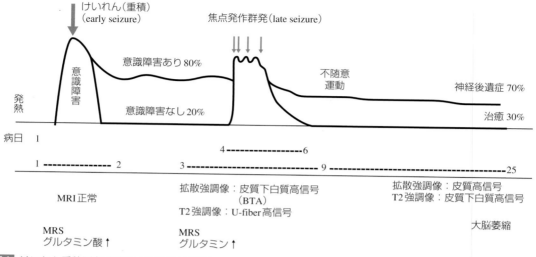

図1 けいれん重積型（二相性）急性脳症（AESD）のシェーマ

〔髙梨潤一. けいれん重積型（二相性）急性脳症（AESD）の病態・診断・治療. 小児科 2021；**62**：939-48.〕

降脳萎縮が残存する．SPECTによる脳血流検査では急性期（5病日前後）には病変部位血流の増加を，10病日以降は血流低下を呈し，数か月から数年にわたり徐々に回復する．このSPECT所見を特徴とする「前頭葉を主として障害する乳幼児急性脳症（acute infantile encephalopathy predominantly affecting the frontal lobes：AIEF）」とAESDは同義と考えられる[18]．BTA出現時ないし以降に基底核（特に尾状核・淡蒼球），視床にBTAに比して軽度のT2高信号病変を認めることがある[19]．AESDの視床病変はANEに比べより前方に認めることが多く，ANEで認められる出血性変化や囊胞形成を呈することはない．

　MRI所見におけるcentral sparingはAESDに特徴的な所見と考えられ診断基準では強調されるべきと考えられる．Okumuraらによると，central sparingのないBTAを認めた5症例は重篤な意識障害（2/5例でearly seizureがない）で発症し，4/5例で二相性の経過をとらず，予後も不良（3/5例が死亡）と報告されている[20]．AST，ALT，CKは著しく高く，高サイトカインが主病態であることが示唆されており，これらの症例を典型的AESDとは考えづらい．以上の点を踏まえcentral sparingの重要性を考慮し診断基準④⑤に加えた．

　病初期において脳波所見（視覚的解析）によるAESDと熱性けいれん重積状態との鑑別は時に困難である[21]．AESDの脳波スペクトル解析（発症24時間以内）でα・β波帯パワースペクトルが低いとされるが[21]，実臨床での応用は今後の課題である．amplitude-integrated EEG（aEEG）の検討では，late seizureの時期に断続的に潜在性発作が出現している場合があり[14]，臨床観察のみではlate seizureを見逃す可能性がありうる．

　AIEF[18]，遅発性拡散能低下を呈する急性脳症[22]など日本から提唱された急性脳症症候群は，臨床症状・画像所見のどこに注目するかの違いであり，中核像はAESDと同一と考えられる．

　本診断基準の問題点は③④⑤がlate seizure出現以降の所見でありAESDの早期診断には適していないことである．早期診断は早期治療に直結するため，AESDと熱性けいれん重積状態の鑑別マーカーが切望される．臨床症状と血液検査所見からなるAESDの早期診断スコア（Tadaスコア[23]，Yokochiスコア[24]）（**表1，2**），重症熱性けいれん基準（Nagase）[25]（**表3**）が提唱されている．スコアの比較検討では，市坂らによる有熱時けいれん性てんかん重積77例（うちAESD 14例）の検討[26]で，Tadaスコア（感度/特異度/陽性的中率，90.0%/89.6%/56.3%），重症熱性けいれん基準（Nagase基準）（100%/70.0%/33.3%），石田らによる有熱時けいれん性てんかん重積309症例の検討[27]で，Tadaスコア（データ欠損を除く260例に適応しAESD予測の感度/特異度/AUC/陽性的中率/陰性的中率

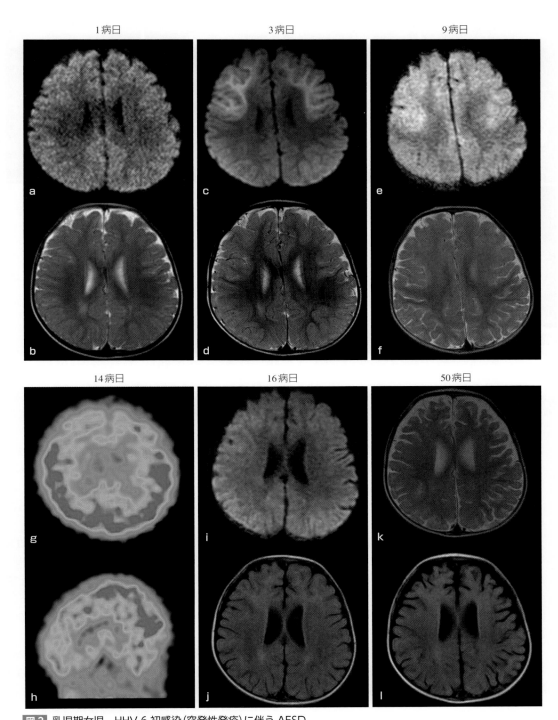

1病日　3病日　9病日

14病日　16病日　50病日

図2 乳児期女児，HHV-6 初感染（突発性発疹）に伴う AESD

発熱後 2 時間で，1 時間持続するけいれん重積を発症．入院当日（1 病日）の MRI では異常は認めなかった（a，b）．2 病日の意識障害は軽度であったが，3 病日には前頭部皮質下白質の拡散強調像高信号（BTA）（c）を認めた．解熱後発疹が出現した 5 病日に，短いけいれんを 2 回認め，意識障害の増悪を認めた．9 病日の拡散強調像では皮質主体に高信号（e）を認めた．14 病日の SPECT では，前頭部の血流低下（g，h）を認めた．16 病日，拡散強調像の高信号は消失（i）し，以後 T2 強調像，FLAIR 像にて前頭部皮質下白質主体の高信号，萎縮を認めた（j〜l）．

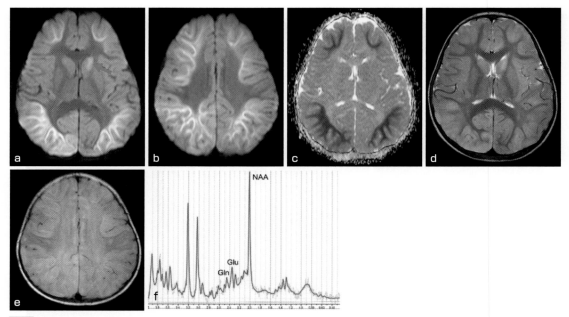

図3 幼児期男児，AESD
4病日の拡散強調像で皮質下白質（BTA），左尾状核（矢印）に高信号を認める（a，b）が，中心溝近傍は傷害を免れている．ADC map で皮質下白質は拡散能低下を呈する（c）が，左尾状核には拡散能低下を認めない．T2強調像ではBTA部の皮質は腫脹しT2高信号を認める（d）．FLAIR像でU-fiberに沿った高信号を認める（e）．MRSは N-アセチルアスパラギン酸（NAA）軽度低下（5.45 mM；mean ± SD = 6.8 ± 0.5 mM），グルタミン（Gln）の高値（4.07 mM；2.0 ± 0.3 mM）を認める（f）．
〔髙梨潤一．けいれん重積型（二相性）急性脳症（AESD）の病態・診断・治療．小児科 2021；**62**：939-48．〕

＝90%/76%/0.86/23%/99%），Yokochi スコア（90例に適応し 86%/68%/0.84/18%/99%），Nagase 基準（298例に適応し 100%/52%/0.76/14%/100%）と報告されている．いずれも陽性的中率は十分とは言い難い．血液・髄液サイトカイン[28]，MMP-9・TIMP-1[29]，髄液 tau 蛋白[30,31]，血清 procalcitonin[32]，髄液，血清 visinin-like protein-1[33]などバイオマーカーの検討も行われているが，AESD 早期診断に対する有用性は示されていない．

　Arterial spin labeling（ASL）法は MRI による非造影脳血流検査法である．BTA 出現前に将来 BTA を呈する部位に脳血流が低下し，出現期には増加，慢性期に再度低下すると報告されている[34,35]．ASL は AESD 早期診断に期待のもてる画像検査であり，小児における撮像条件確立，AESD を含む有熱時けいれん性てんかん重積での追試が望まれる．MRS（図3）は BTA 出現以前にグルタミン酸（Glu），グルタミン（Gln）の上昇を認め早期診断に有用である[6,13,36]が，経年的に変化する代謝物の基準値設定が必要であり，現状では実施施設が限られている．

　鑑別診断は臨床的には他の脳症症候群（ANE, HSES，難治頻回部分発作重積型急性脳炎〈AERRPS〉など），脳炎（ヘルペス脳炎，細菌性髄膜脳炎など），てんかん発作，代謝性脳症，画像的には BTA を呈しうる病態として低酸素性脳症や頭部外傷・虐待（TBIRD）[7]があげられる．

治　療

　AESD に対する特異的ないし特殊治療として十分なエビデンスの示されたものはない．このことを前提として以下を記載する．

▮ AESD 治療の概要

❶ 支持療法

　「インフルエンザ脳症の診療戦略」[c]に記載されている支持療法を実施する．特にけいれん性てんかん重積状態（CSE）をできるだけ早期に頓挫させることが重要である．

表1 AESD 早期診断スコア（Tada スコア）

①	発症 12〜24 時間後の意識レベル	
	JCS 0（GCS 15）	0 点
	JCS 1〜3, 10〜30（GCS 14〜9）	2 点
	JCS 100〜300（GCS < 9）	3 点
②	年齢　1.5 歳以下	1 点
③	けいれん　40 分以上	1 点
④	挿管	1 点
⑤	AST（入院時）　40 U/L 以上	1 点
⑥	BS（入院時）　200 mg/dL 以上	1 点
⑦	Cre（入院時）　0.35 mg/dL 以上	1 点
4 点以上を AESD とする		

〔Tada H, Takanashi J, Okuno H, et al. Predictive score for early diagnosis of acute encephalopathy with biphasic seizures and late reduced diffusion（AESD）. *J Neurol Sci* 2015 ; **358** : 62-5.〕

表2 AESD 早期診断スコア（Yokochi スコア）

①	pH < 7.014（入院時）	1 点
②	ALT　28 U/L 以上（入院時）	2 点
③	BS 228 mg/dL 以上（入院時）	2 点
④	覚醒までの時間　11 時間以上	2 点
⑤	Cre　0.3 mg/dL 以上（入院時）	1 点
⑥	NH₃ 125 ug/dL 以上（入院時）	2 点
4 点以上を AESD とする		

〔Yokochi T, Takeuchi T, Mukai J, et al. Prediction of acute encephalopathy with biphasic seizures and late reduced diffusion in patients with febrile status epilepticus. *Brain Dev* 2016 ; **38** : 217-24.〕

表3 重症熱性けいれん基準（Nagase 基準）

- 薬剤抵抗性の 1 時間以上のけいれん性てんかん重積
- 初回けいれん発作後 6 時間での GCS 14 点以下，または片麻痺
- 発症 6 時間以内の AST 90 U/L 以上

以上のいずれかを満たすものを急性脳症が高率に予測される「重症熱性けいれん」とする

〔Nagase H, Nakagawa T, Aoki K, et al. Therapeutic indicators of acute encephalopathy in patients with complex febrile seizures. *Pediatr Int* 2013 ; **55** : 310-4.〕

❺ 特異的治療

　現状では，「インフルエンザ脳症の診療戦略」c）に記載されているメチルプレドニゾロンパルス療法，ガンマグロブリン大量療法実施を妨げない．詳しくは本ガイドライン第 6 章 -2，第 6 章 -3 を参照されたい．十分なインフォームド・コンセントのもと，いずれの治療も実施しない選択肢もありうる．

❻ 特殊治療

　「インフルエンザ脳症の診療戦略」c）に記載されている特殊治療（脳低温・平温療法，シクロスポリン療法，フリーラジカル除去剤）に加えて，ビタミン剤投与が考慮される．

　AESD の病態は，けいれん性てんかん重積状態による興奮毒性と感染症（発熱）によるサイトカイン環境とが相まって大脳皮質神経細胞の遅発性細胞死が誘発されると推定されている[5,6,19,37]．サイトカインストーム型（髄液 IL-1，IL-10，sTNFR1 すべて高値）と異なり，AESD では IL-10，sTNFR1 の上昇を伴わない IL-6 の上昇が報告されている[28,38]．AESD における IL-6 上昇は，興奮毒性による神経細胞傷害に対する生体防御反応とも想定されており，サイトカン血症は主たる病態とは考えられていない．

2 AESD 治療についての解説

❶ 支持療法

　けいれん性てんかん重積状態による興奮毒性が病態として想定されており，けいれん性てんかん重積をできるだけ早く止めることが肝要である．「インフルエンザ脳症の診療戦略」c）の第一選択であるベンゾジアゼピン（ジアゼパム，ミダゾラム）に抵抗性の難治性のけいれん性てんかん重積状態では，ミダゾラムに拘泥せず，早めに第二選択のフェニトインないしホスフェニトイン，静注用フェノバルビタール，さらにバルビツレート静注ないし持続静注に移行する[37,39]．静注用フェノバルビタールは意識レベルの評価に影響する懸念があり，フェニトインないしホスフェニトインが望ましい．AESD では early seizure，late seizure ともに潜在性発作がしばしば認められるため，持続脳波モ

ニターが勧められる.「インフルエンザ脳症の診療戦略」[c]・支持療法に記載の通り, 高体温は予後不良因子であり積極的な解熱をはかる. 薄着とし, 頭部・腋下・鼠径部のアイスパック, 送風・冷拭などを行う.

❷ 特異的治療

現状では「インフルエンザ脳症の診療戦略」[c]に準じてメチルプレドニゾロンパルス療法が実施される症例が多い. AESD 61 症例の後方視的検討で late seizure 前にステロイドパルス療法を実施した 16 例と非実施例, late seizure 以後にステロイドパルス療法を実施した 31 症例と非実施例との比較で, いずれも予後に有意差がなかったと報告された[40]. 同様に否定的な報告は他にも認められる[22,41,42]. 一方で, 発熱に伴うけいれん性てんかん重積後 8 時間で JCS 2 桁以上, 12 時間で JCS 1 桁以上の症例に対する早期(8〜12 時間後)メチルプレドニゾロンパルス療法実施前後の比較で AESD の発症が減少したとの報告もみられる[43]. 病初期には AESD の早期診断が困難であること, サイトカインストーム型脳症を否定し得ないこと, AESD に対するメチルプレドニゾロンパルス療法の有効性を否定はできないことから, 本ガイドラインではメチルプレドニゾロンパルス療法の実施を妨げないとの表現にとどめた. また, AESD にメチルプレドニゾロンパルス療法を実施していない施設を考慮し, 実施しない選択肢も取りうることを記載した.

❸ 特殊治療

脳平温療法に関しては CQ1 を参照[44,45]されたい.

すなわち下記を弱く推奨(エビデンスの確実性〈強さ〉 とても弱い)している.

発熱に伴い下記を満たす症例に対し 36℃ を目標体温とした早期(24 時間以内)の体温管理療法は, AESD への進展, 後遺症リスクを低下させるため, 実施することを弱く推奨する.

1)または 2), かつ 3)を満たす
   1) 難治けいれん性てんかん重積状態
   2) 6 時間以上続く意識障害
   3) 多臓器障害を疑わない(例:神経症状出現後 6 時間以内の AST < 90 U/L)

急性脳症全般に対する体温管理療法(脳低温・平温療法)に関しては第 4 章 -3 を参照されたい.

シクロスポリン療法[46], シクロスポリン療法＋NMDA 受容体拮抗薬であるデキストロメトルファン(メジコン®)を併用し有効であったとの報告[47]もあるが, いずれも症例数が少ない.

「インルエンザ脳症の診療戦略」[c]に記載された特殊治療以外では, ビタミン B_6 療法が報告されている. 石井らによると, AESD 9 例に early seizure 後 3〜36 時間でビタミン B_6(1〜1.5 mg/kg/ 日)を投与したところ, BTA を呈したものの 8 例で late seizure を認めず, 後遺症は 3 例(うち 2 例は一時的)のみと報告している[48]. ビタミン B_6 はグルタミン酸脱炭酸酵素(GAD)の補酵素であり, グルタミン酸(Glu)から抑制性神経伝達物質であるガンマアミノ酪酸(GABA)への変換を促進することで症状を軽減するのではと推測されている. また, ビタミンカクテル療法として, B_1, C, ビオチン, E, Q_{10}, L- カルチニンの発症 24 時間以内の投与で予後改善[49], B_1, B_6, L- カルチニンの 24 時間以内の投与で AESD 発症予防[50]などが報告されている. 副作用が少ないこともあり, 特殊治療に追記した.

🔗 **参考にした二次資料**

a) 痙攣重積型(二相性)急性脳症(指定難病 129). 難病情報センター. http : //www.nanbyou.or.jp/entry/4515
b) 痙攣重積型(二相性)急性脳症. 小児慢性特定疾病情報センター. https : //www.shouman.jp/disease/html/detail/11_32_073.html
c) 日本医療研究開発機構研究費(新興・再興感染症に対する革新的医薬品等開発推進研究事業)「新型インフルエンザ等への対応に関する研究」班. インフルエンザ脳症の診療戦略. 2018. https : //www.childneuro.jp/uploads/files/about/influenzaencephalopathy2018.pdf

---

🔗 **文献**

1) 厚生労働科学研究費(難治性疾患政策研究事業)「良質なエビデンスに基づく急性脳症の診療確立に向けた体制整備」研究班. 平

成 30 年度研究報告 ： 急性脳症の全国実態調査（第二回．平成 29 年度実施）．2019．https : //encephalopathy.jp/nsurvey_data/h29_1. pdf［閲覧日 : 2022. 11. 4］

2) Kasai M, Shibata A, Hoshino A, et al. Epidemiological changes of acute encephalopathy in Japan based on national surveillance for 2014-2017. *Brain Dev* 2020 ; **42** : 508-14.

3) Hirayama Y, Saito Y, Maegaki Y, Status Epilepticus Study Group. "Symptomatic" infection-associated acute encephalopathy in children with underlying neurological disorders. *Brain Dev* 2017 ; **39** : 243-7.

4) Ichinose F, Nakamura T, Kira R, et al. Incideice and risk factors of acute encephalopathy with biphasic seizures in febrile status epilepticus. *Brain Dev* 2022 ; **44** : 36-43.

5) Takanashi J, Oba H, Barkovich AJ, et al. Diffusion MRI abnormalities after prolonged febrile seizures with encephalopathy. *Neurology* 2006 ; **66** : 1304-9.

6) Takanashi J, Tada H, Terada H, Barkovich AJ. Excitotoxicity in acute encephalopathy with biphasic seizures and late reduced diffusion. *AJNR Am J Neuroradiol* 2009 ; **30** : 132-5.

7) Takase N, Igarashi N, Taneichi H, et al. Infantile traumatic brain injury with a biphasic clinical course and late reduced diffusion. *J Neurol Sci* 2018 ; **390** : 63-6.

8) Takanashi J. Two newly proposed infectious encephalitis/encephalopathy syndromes. *Brain Dev* 2009 ; **31** : 521-8.

9) Takanashi J, Tsuji M, Amemiya K, Tada H, Barkovich A . Mild influenza encephalopathy with biphasic seizures and late reduced diffusion. *J Neurol Sci* 2007 ; **256** : 86-9.

10) Mizuguchi M, Yamanouchi H, Ichiyama T, Shiomi M. Acute encephalopathy associated with influenza and other viral infections. *Acta Neurol Scand* 2007 ; **115**（4 Suppl）: 45-56.

11) 水口　雅．急性脳症の分類とけいれん重積型．脳と発達 2008 ; **40** : 117-21.

12) 塩見正司．インフルエンザ脳症の臨床スペクトラム．小児内科 2003 ; **35** : 1676-81.

13) 髙梨潤一．けいれん重積型（二相性）急性脳症（AESD）の病態・診断・治療．小児科 2021 ; **62** : 939-48.

14) Komatsu M, Okumura A, Matsui K, et al. Clustered subclinical seizures in a patient with acute encephalopathy with biphasic seizures and late reduced diffusion. *Brain Dev* 2010 ; **32** : 472-6.

15) Saito T, Saito Y, Sugai K, et al. Late-onset epilespsy in children with acute febrile encephalopathy with prolonged convulsions : a clinical and encephalographic study. *Brain Dev* 2013 ; **35** : 531-9.

16) 前垣義弘．二相性脳症 / けいれん重積型急性脳症．小児科診療 2011 ; **74** : 950-4.

17) Ito Y, Natsume J, Kidokoro H, et al. Seizure characteristics of epilepsy in childhood after acute encephalopathy with biphasic seizures and late reduced diffusion. *Epilepsia* 2015 ; **56** : 1286-93.

18) Yamanouchi H, Mizuguchi M. Acute infantile encephalopathy predominantly affecting the frontal lobes（AIEF）: a novel clinical category and its tentative diagnostic criteria. *Epilepsy Res* 2006 ; **70**（Suppl 1）: S263-S8.

19) 髙梨潤一．頭部 MRI 所見と病態．小児科臨床 2012 ; **65** : 1953-8.

20) Okumura A, Kidokoro H, Tsuji T, et al. Differences of clinical manifestations according to the patterns of brain lesions in acute encephalopathy with reduced diffusion in the bilateral hemispherers. *AJNR Am J Neuroradiol* 2009 ; **30** : 825-30.

21) Oguri M, Saito Y, Fukuda C, et al. Distinguishing acute encephalopathy with biphasic seizures and late reduced diffusion from prolonged febrile seizures by acute phase EEG spectrum analysis. *Yonago Acta Med* 2016 ; **59** : 1-14.

22) 後藤知英．遅発性拡散低下を呈する感染症関連急性脳症．小児科学レクチャー 2012 ; **2** : 883-9.

23) Tada H, Takanashi J, Okuno H, et al. Predictive score for early diagnosis of acute encephalopathy with biphasic seizures and late reduced diffusion（AESD）. *J Neurol Sci* 2015 ; **358** : 62-5.

24) Yokochi T, Takeuchi T, Mukai J, et al. Prediction of acute encephalopathy with biphasic seizures and late reduced diffusion in patients with febrile status epilepticus. *Brain Dev* 2016 ; **38** : 217-24.

25) Nagase H, Nakagawa T, Aoki K, et al. Therapeutic indicators of acute encephalopathy in patients with complex febrile seizures. *Pediatr Int* 2013 ; **55** : 310-4.

26) 市坂有基，小原隆史，平井克樹，ら．二相性脳症における早期治療介入基準についての比較検討及びその活用．日本小児救急医学会雑誌 2018 ; **17** : 396-400.

27) 石田悠介，西山将広，徳本翔一，ら．急性脳症の予測基準の有用性の検証 : 第 1 報 AESD 予測のために開発された基準の別コホートにおける再検証．脳と発達 2020 ; **52**（Suppl）: S264.

28) Ichiyama T, Suenaga N, Kajimoto M, et al. Serum and CSF levels of cytokines in acute encephalopathy following prolonged febrile seizures. *Brain Dev* 2008 ; **30** : 47-52.

29) Suenaga N, Ichiyama T, Kubota M, Isumi H, Tohyama J, Furukawa S. Roles of matrix metalloproteinase-9 and tissue inhibitors of metalloproreinases 1 in acute encephalopathy following prolongaed febrile seizures. *J Neurol Sci* 2008 ; **266** : 126-30.

30) Shiihara T, Miyake T, Izumi S, et al. Serum and cerebrospinal fluid S100B, neuron-specific enolase, and total tau protein in acute encephalopathy with biphasic seizures and late reduced diffusion : a diagnostic validity. *Pediatr Int* 2012 ; **54** : 52-5.

31) Tanuma N, Miyata R, Kumada S, et al. The axonal damage marker tau protein in the cerebrospinal fluid is increased in patitnes with acute encephalopathy with biphasic seizures and late reduced diffusion. *Brain Dev* 2010 ; **32** : 435-9.

32) Fujii Y, Yashiro M, Yamada M, et al. Serum procalcitonin levels in acute encephalopathy with biphasic seizures and late reduced diffusion. *Dis Markers* 2018 ; **2018** : 2380179.

33) Hasegawa S, Matsushige T, Inoue H, et al. Serum and cerebrospinal fluid levels of visinin-like protein-1 in acute encephalopathy with biphasic seizures and late reduced diffusion. *Brain Dev* 2014 ; **36** : 608-12.

34）Kuya K, Fujii S, Miyoshi F, et al. A case of acute encephalopathy with biphasic seizures and late reduced diffusion : Utility of arterial spin labeling sequence. *Brain Dev* 2017 ; **39** : 84-8.

35）Uetani H, Kitajima M, Sugahara T, et al. Perfusion abnormality on three-dimensional arterial spin labeling in patients with acute encephalopathy with biphasic seizures and late reduced diffusion. *J Neurol Sci* 2020 ; **408** : 116558.

36）Takanashi J, Mizuguchi M, Terai M, Barkovich AJ. Disrupted glutamate-glutamine cycle in acute encephalopathy with biphasic seizures and late reduced diffusion. *Neuroradiology* 2015 ; **57** : 1163-8.

37）水口　雅．けいれん重積型（二相性）急性脳症のオーバービュー．小児科臨床 2012 ; **65** : 1941-5.

38）市山高志．病態解析と治療戦略．脳と発達 2011 ; **43** : 118-22.

39）秋山倫之．二相性発作と遅発性拡散能を呈する急性脳症．小児内科 2013 ; **45** : 362-5.

40）後藤知英．急性脳症他施設研究・レジストリの経過と成果 : 関東地区から．脳と発達 2020 ; **52**（Suppl）: S81.

41）Hayashi N, Okumura A, Kubota M, et al. Prognostic factors in acute encephalopathy with reduced subcortical diffusion. *Brain Dev* 2012 ; **34** : 632-9.

42）奥村彰久．治療 1 : ステロイドは有効か？小児科臨床 2012 ; **65** : 1965-9.

43）池田尚広，山形崇倫，谷口祐子，ら．早期ステロイドパルス療法によるけいれん重積型急性脳症発症予防効果の検討．脳と発達 2014 ; **46**（Suppl）: S304.

44）Nishiyama M, Tanaka T, Fujita K, Maruyama A, Nagase H. Targeted temperature management of acute encephalopathy without AST elevation. *Brain Dev* 2015 ; **37** : 328-33.

45）Murata S, Kashiwagi M, Tanabe T, et al. Targeted temperature management for acute encephalopathy in a Japanese secondary emergency medical care hospital. *Brain Dev* 2016 ; **38** : 317-23.

46）Watanabe Y, Motoi H, Oyama Y, et al. Cyclosporine for acute encephalopathy with biphasic seizures and late reduced diffusion. *Pediatr Int* 2014 ; **56** : 577-82.

47）Matsuo M, Maeda T, Ono N, et al. Efficacy of dextromethorphan and cyclosporine A for acute encephalopathy. *Brain Dev* 2013 ; **48** : 200-5.

48）石井ちぐさ，小田　新，石川涼子，ら．けいれん重積型急性脳症への早期ビタミン B₆ 投与経験．日本小児救急医学会雑誌 2009 ; **8** : 35-41.

49）Omata T, Fujii K, Takanashi J, et al. Drugs indicated for mitochondrial dysfunction as treatments for acute encephalopathy with onset of febrile convulsive status epileptics. *J Neurol Sci* 2016 ; **360** : 57-60.

50）Fukui KO, Kubota M, Terashima H, Ishiguro A, Kashii H. Early administration of vitamins B1 and B6 and l-carnitine prevents a second attack of acute encephalopathy with biphasic seizures and late reduced diffusion : A case control study. *Brain Dev* 2019 ; **41** : 618-24.

2 難治頻回部分発作重積型急性脳炎（AERRPS）の診断と治療

📋 推奨

1. 難治頻回部分発作重積型急性脳炎は，てんかんや神経疾患の既往のない人に生じた，発熱に続く極めて難治かつ頻回の焦点性けいれん性てんかん重積状態（CSE）を呈する疾患と定義される．診断は器質的・中毒性・代謝性疾患など既知疾患の除外に基づいて下される．髄液・脳波・頭部MRI所見は疾患に特異的ではないものの診断の参考となる
推奨グレード C1

2. 高用量バルビツレートを中心とする抗てんかん薬による治療が中心となるが，バルビツレートの長期投与による弊害が指摘されているため投与期間は極力短くするべきである 推奨グレード C1

3. 一部の例でケトン食療法や抗サイトカイン療法が有効である可能性がある
推奨グレード C1

💬 解説

診 断

難治頻回部分発作重積型急性脳炎（AERRPS）[1,2]は極めて難治かつ頻回の焦点発作を特徴とする原因不明の疾患である．AERRPS は febrile infection-related epilepsy syndrome（FIRES）[3]，new-onset refractory status epilepticus（NORSE）[4]などともよばれてきたが，2018 年に NORSE はてんかんや神経疾患の既往のない人に生じた難治性けいれん性てんかん重積状態で明らかな器質的・中毒性・代謝性疾患を認めない臨床的状態と定義され，FIRES は NORSE のなかで先行する熱性疾患を伴う一型と位置付けられた[5,6]．したがって AERRPS と FIRES はほぼ同義であるが，前者は後者と比べより厳格な診断基準（後述）に基づいている．抗 NMDA 受容体抗体などの自己抗体が陽性の例も FIRES に含まれることから，これらを除いた潜因性（cryptogenic）FIRES が AERRPS に相当すると考えられる．

AERRPS は基礎に明らかな神経学的異常を有さない小児に発症する．発症年齢は幼児・学童期にピークがあり，男児に多い傾向がある．わが国では少なくとも年間 3〜5 例の発症があると推定される[7]．

AERRPS ではしばしば先行感染を認め，平均 5 日間の潜伏期を経て神経症状が出現する．初発神経症状はほぼ例外なくけいれんで，必ず発熱を伴う．けいれんはいずれも焦点発作で発作型としては眼球偏位・顔面間代などが多く，急性期には二次性全般化を伴う．けいれんの持続は数分程度と短いが，ピーク時には 5〜15 分間隔で極めて頻発して群発型けいれん性てんかん重積状態となる．

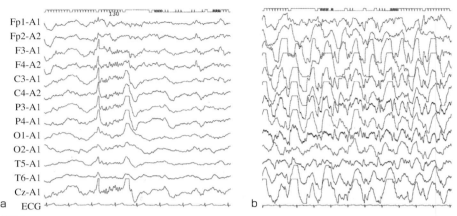

図1 AERRPS の発作間欠時脳波：急性期に認められる周期性放電

〔Saito Y, Maegaki Y, Okamoto R, et al. Acute encephalitis with refractory, repetitive partial seizures: case reports of this unusual post-encephalitic epilepsy. *Brain Dev* 2007 ; **29** : 147-56. 〕

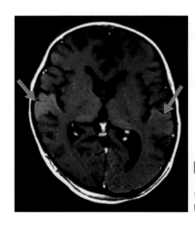

図2 AERRPS の MRI 所見：前障の高信号病変（FLAIR）

〔Saito Y, Maegaki Y, Okamoto R, et al. Acute encephalitis with refractory, repetitive partial seizures: case reports of this unusual post-encephalitic epilepsy. *Brain Dev* 2007 ； **29** ： 147-56. 〕

けいれんは極めて難治で，通常の抗てんかん薬に著しい抵抗性を示す．けいれん抑制のためには高用量の経静脈的バルビツレート持続投与により，脳波を burst suppression から complete suppression に維持する必要がある．急性期は一般に数週間から数か月持続する．

AERRPS に血球貪食性リンパ組織球症を合併した報告があり[8]，経過中に皮疹・肝機能障害・不整脈を伴うことがあるが一部は薬剤の影響とも考えられる[9]．

後遺症としててんかんはほぼ必発であり，急性期から潜伏期間を経ずに難治てんかんへ移行する．また知的障害の合併率は 60 ～ 74% で，半数近くの症例が長期臥床となるなど予後は不良である．急性期の死亡率は 10 ～ 16% とされている[9,10]．

髄液検査では一過性に軽度の細胞増加（一般に 100/μL 未満）が認められ，炎症性サイトカイン・ケモカインが異常高値を示す[11,12]．脳波では病初期には全般性高振幅徐波がみられるが，比較的早期にてんかん性異常波が出現することが多い．ほとんどの症例が多焦点性・両側性の異常を示す．けいれんが頻発する極期には，bilateral lateralized periodic discharge（biLPD）様の周期性放電がみられることがある（図1）[13]．発作時脳波は通常 θ 領域を中心とする鋭波・棘波のバーストであり，周期的に出現する発作を反映して発作時脳波も規則的な出現と消失を繰り返す[14]．MRI では海馬の T2 延長病変がしばしばみられるが，これらは持続するけいれん性てんかん重積状態による二次性病変である可能性がある．病変は大脳基底核や視床にも出現しうる他[15]，両側前障・島皮質の T2 延長病変（図2）は AERRPS に特異性が高い[13]．一部の症例では皮質に散在性の T2 延長病変がみられる．

表1 難治頻回部分発作重積型急性脳炎 (AERRPS) の診断基準

A. 症状
1) 発症時 (けいれん増悪時) の発熱
2) 顔面を中心とする焦点発作 (眼球偏位・顔面間代・無呼吸など)
3) 群発型けいれん性てんかん重積状態 (15 分に 1 回以上)
4) けいれんの著しい難治性 (バルビタール酸またはベンゾジアゼピン系薬剤の大量投与を必要とする)
5) 慢性期のてんかん (発症後 6 か月以降も継続する繰り返す発作)

B. 検査所見
1) 髄液細胞数上昇
2) 髄液中ネオプテリン・インターロイキン 6 などの炎症マーカーの高値
3) 発作間歇時脳波で周期性の放電
4) 発作時脳波 (長時間記録) で周期的な発作の出現パターン
5) 脳 MRI で海馬・島周囲皮質・視床・前障・大脳基底核などに信号異常
6) 慢性期の大脳皮質の萎縮

C. 鑑別診断
以下の疾患を鑑別する.
ウイルス性脳炎, その他のウイルス関連急性脳症 〔けいれん重積型 (二相性) 急性脳症など〕, 自己免疫性脳炎 (急性辺縁系脳炎, 抗 NMDA 受容体脳炎), 代謝性疾患, 脳血管炎, その他のてんかん (Dravet 症候群, PCDH19 関連てんかんなど)

[診断のカテゴリー]
Definite：A のうち 5 項目すべて＋B のうち 2 項目以上を満たし C の鑑別すべき疾患を除外したもの
Probable：A のうち 4 項目以上＋B のうち 2 項目以上を満たし C の鑑別すべき疾患を除外したもの
Possible：A のうち 4 項目以上＋B のうち 1 項目以上を満たすもの

回復期には大脳皮質のびまん性萎縮と海馬硬化を残す.

　除外すべき疾患として一次性ウイルス性脳炎, 既知の急性脳炎・脳症やてんかん症候群, 代謝変性疾患等があげられる. 一方で熱性けいれんや発達障害の既往, 先行感染としてのウイルス感染症は除外の根拠とはならない. IL1RN および SCN2A 遺伝子多型と AERRPS との関連性が報告されているが[16], 本疾患が単一の遺伝子異常に起因する可能性は否定的である[17]. GABA-A 受容体に対する自己抗体が陽性であった症例の報告があるが[18], 一般的に AERRPS では抗神経抗体は陰性である.

　これらの知見に基づいて, AERRPS の診断基準が作成されている (表1).

治療

　AERRPS におけるけいれんは極めて難治で多くの抗てんかん薬に抵抗性を示す. これまで最も有効とされてきたのはバルビツレートの持続静注療法であるが, 通常の投与量では効果が乏しい. けいれん抑制に要した投与量は平均 4 mg/kg/ 時と報告されており, 時にこれ以上の大量投与により脳波所見で burst suppression を呈する深度の鎮静が必要となる[2]. ミダゾラムをはじめとするベンゾジアゼピン系静注薬も一部の症例で有効であるが, その効果はバルビツレートに比べて劣る.

　長期にわたるバルビツレートの大量静注療法は呼吸循環抑制, 機能性イレウス, 無気肺, 血栓性静脈炎などの合併症を引き起こすことに加え, FIRES の症例において高用量バルビツレート療法がかえって予後を悪化させる可能性が指摘されている. Kramer らは FIRES と診断された 77 例の検討のなかで, 長期間にわたり burst suppression に至る鎮静を受けた群では, 短期間の群と比較して知能予後が有意に不良であったとしている[19]. バルビツレートを含む静脈麻酔薬が長期予後を改善するというエビデンスはなく, したがって治療のメリットとデメリットを考慮しながらバルビツレートの投与量と投与期間を必要最小限にとどめる努力が必要である.

　FIRES に対するケトン食療法の有効性が注目されており, 初期の報告では 9 例中 7 例で有効であったとされている[20]. また急性期であっても比較的短期間で発作を抑制しうるとされ, 早い段階で一度は試みるべき治療である. 長期的な知的予後を改善したとする報告があるが[21], 無効例も少なか

らず存在する．低血糖に注意しながら尿ケトンが強陽性となるよう無糖または低糖輸液を行い24時間で効果判定するという方法が提唱されている．

この他にトピラマート，臭化カリウム，レベチラセタム[22]，リドカインなどの抗てんかん薬が比較的有効であると考えられている．わが国では認可されていないが cannabidiol が有効だったとする報告がある[23]．

AERRPS がサイトカインを中心とする炎症応答と関連するという考え方に基づき，免疫調整療法が多くの例で行われている．メチルプレドニゾロンパルス療法をはじめとする副腎皮質ステロイド，ガンマグロブリン静注療法，タクロリムス等の免疫抑制薬[24]などが試みられているものの，有効性を示すエビデンスは得られていない．抗サイトカイン療法として IL-1 受容体拮抗薬である anakinra や，抗ヒト IL-6 受容体モノクローナル抗体であるトシリズマブが有効であった症例が報告され有望視されているが[25,26]，具体的な投与レジメンは確立されていない．

🔗 参考にした二次資料

a）厚生労働科学研究費補助金難治性疾患等克服研究事業（難治性疾患克服研究事業）難治頻回部分発作重積型急性脳炎の病態解明のための包括的研究：平成 23 年度〜24 年度総合研究報告書．2013.

🔗 文献

1）Sakuma H. Acute encephalitis with refractory, repetitive partial seizures. *Brain Dev* 2009 ; **31** : 510-4.
2）Sakuma H, Awaya Y, Shiomi M, et al. Acute encephalitis with refractory, repetitive partial seizures（AERRPS）: a peculiar form of childhood encephalitis. *Acta Neurol Scand* 2010 ; **121** : 251-6.
3）van Baalen A, Häusler M, Boor R, et al. Febrile infection-related epilepsy syndrome（FIRES）: a nonencephalitic encephalopathy in childhood. *Epilepsia* 2010 ; **51** : 1323-8.
4）Wilder-Smith EPV, Lim ECH, Teoh HL, et al. The NORSE（new-onset refractory status epilepticus）syndrome : defining a disease entity. *Ann Acad Med Singap* 2005 ; **34** : 417-20.
5）Gaspard N, Hirsch LJ, Sculier C, et al. New-onset refractory status epilepticus（NORSE）and febrile infection-related epilepsy syndrome（FIRES）: State of the art and perspectives. *Epilepsia* 2018 ; **59** : 745-52.
6）Hirsch LJ, Gaspard N, van Baalen A, et al. Proposed consensus definitions for new-onset refractory status epilepticus（NORSE）, febrile infection-related epilepsy syndrome（FIRES）, and related conditions. *Epilepsia* 2018 ; **59** : 739-44.
7）佐久間 啓．難治頻回部分発作重積型急性脳炎をめぐる最近の話題．脳と発達 2013 ; **45** : 110-4.
8）Farias-Moeller R, LaFrance-Corey R, Bartolini L, et al. Fueling the FIRES : Hemophagocytic lymphohistiocytosis in febrile infection-related epilepsy syndrome. *Epilepsia* 2018 ; **59** : 1753-63.
9）Lee HF, Chi CS. Febrile infection-related epilepsy syndrome（FIRES）: therapeutic complications, long-term neurological and neuroimaging follow-up. *Seizure* 2018 ; **56** : 53-9.
10）Lam SK, Lu WY, Weng WC, Fan PC, Lee WT. The short-term and long-term outcome of febrile infection-related epilepsy syndrome in children. *Epilepsy Behav* 2019 ; **95** : 117-23.
11）Sakuma H, Tanuma N, Kuki I, Takahashi Y, Shiomi M, Hayashi M. Intrathecal overproduction of proinflammatory cytokines and chemokines in febrile infection-related refractory status epilepticus. *J Neurol Neurosurg Psychiatry* 2015 ; **86** : 820-2.
12）Kothur K, Bandodkar S, Wienholt L, et al. Etiology is the key determinant of neuroinflammation in epilepsy : Elevation of cerebrospinal fluid cytokines and chemokines in febrile infection-related epilepsy syndrome and febrile status epilepticus. *Epilepsia* 2019 ; **60** : 1678-88.
13）Saito Y, Maegaki Y, Okamoto R, et al. Acute encephalitis with refractory, repetitive partial seizures : case reports of this unusual post-encephalitic epilepsy. *Brain Dev* 2007 ; **29** : 147-56.
14）Okumura A, Komatsu M, Abe S, et al. Amplitude-integrated electroencephalography in patients with acute encephalopathy with refractory, repetitive partial seizures. *Brain Dev* 2011 ; **33** : 77-82.
15）Culleton S, Talenti G, Kaliakatsos M, Pujar S,D'Arco F. The spectrum of neuroimaging findings in febrile infection-related epilepsy syndrome（FIRES）: A literature review. *Epilepsia* 2019 ; **60** : 585-92.
16）Saitoh M, Kobayashi K, Ohmori I, et al. Cytokine-related and sodium channel polymorphism as candidate predisposing factors for childhood encephalopathy FIRES/AERRPS. *J Neurol Sci* 2016 ; **368** : 272-6.
17）Helbig I, Barcia G, Pendziwiat M, et al. Whole-exome and HLA sequencing in Febrile infection-related epilepsy syndrome. *Ann Clin Transl Neurol* 2020 ; **7** : 1429-35.
18）Caputo D, Iorio R, Vigevano F, Fusco L. Febrile infection-related epilepsy syndrome（FIRES）with super-refractory status epilepticus revealing autoimmune encephalitis due to GABA$_A$R antibodies. *Eur J Paediatr Neurol* 2018 ; **22** : 182-5.
19）Kramer U, Chi CS, Lin KL, et al. Febrile infection-related epilepsy syndrome（FIRES）: pathogenesis, treatment, and outcome : a multicenter study on 77 children. *Epilepsia* 2011 ; **52** : 1956-65.
20）Nabbout R, Mazzuca M, Hubert P, et al. Efficacy of ketogenic diet in severe refractory status epilepticus initiating fever induced refractory

epileptic encephalopathy in school age children（FIRES）. *Epilepsia* 2010 ; **51** : 2033-7.

21） Singh RK, Joshi SM, Potter DM, Leber SM, Carlson MD, Shellhaas RA. Cognitive outcomes in febrile infection-related epilepsy syndrome treated with the ketogenic diet. *Pediatrics* 2014 ; **134** : e1431-5.

22） Ueda R, Saito Y, Ohno K, et al. Effect of levetiracetam in acute encephalitis with refractory, repetitive partial seizures during acute and chronic phase. *Brain Dev* 2015 ; **37** : 471-7.

23） Gofshteyn JS, Wilfong A, Devinsky O, et al. Cannabidiol as a Potential Treatment for Febrile Infection-Related Epilepsy Syndrome（FIRES）in the Acute and Chronic Phases. *J Child Neurol* 2017 ; **32** : 35-40.

24） Sato Y, Numata-Uematsu Y, Uematsu M, et al. Acute encephalitis with refractory, repetitive partial seizures : Pathological findings and a new therapeutic approach using tacrolimus. *Brain Dev* 2016 ; **38** : 772-6.

25） Kenney-Jung DL, Vezzani A, Kahoud RJ, et al. Febrile infection-related epilepsy syndrome treated with anakinra. *Ann Neurol* 2016 ; **80** : 939-45.

26） Jun JS, Lee ST, Kim R, Chu K, Lee SK. Tocilizumab treatment for new onset refractory status epilepticus. *Ann Neurol* 2018 ; **84** : 940-5.

第 8 章

その他の
急性脳症

第 8 章は Minds 2007 に準拠しており，推奨グレードは xi ページ 表 3 を参照

1 Dravet 症候群に合併した脳症の診断と治療

1. Dravet 症候群は乳児期に発症し，発熱や高体温で誘発されるけいれん性てんかん重積状態(CSE)を繰り返すてんかん性脳症である　推奨グレード該当せず

2. Dravet 症候群では急性脳症の合併がまれでなく，死亡することもある　推奨グレード該当せず

3. 重積する発作を抑制することができてもその後の意識の回復が悪いときには，急性脳症の合併を疑い集中治療を行う必要がある　推奨グレード B

💬 **解説**

Dravet 症候群とは

　Dravet 症候群は，従来は重症乳児ミオクロニーてんかん(severe myoclonic epilepsy in infancy)の名称で知られていた治療抵抗性のてんかん性脳症で，疾患概念を確立した Dravet の名前を冠する名称に近年改められた．

　Dravet 症候群の特徴を**表 1** に示す[1]．初回の発作は生後 4〜8 か月頃に出現する．初回の発作は，有熱性のことも無熱性のこともある．乳児期の発作はけいれんを伴うことがほとんどであるが，けいれんは両側性の場合もあるし，半身性や焦点性のこともある．Dravet 症候群の顕著な特徴は，発熱によって高率に発作が誘発されることであり，しかもしばしばけいれん性てんかん重積状態(CSE)に陥る．発作は抗てんかん薬に対して著しい抵抗性を示し，けいれん性てんかん重積状態を予防することは困難である．発症後早期の脳波は正常で，MRI にも異常を認めない．したがって，

表1 Dravet 症候群の特徴

- 生後 4〜8 か月に初回の発作を認める．発作はけいれんを伴うことがほとんどで，有熱性のことも無熱性のこともある．抗てんかん薬に対して著しい抵抗性を示す．
- 発熱によって高率に発作が誘発され，しばしば重積に陥る．
- 発症までの発達は正常であるが，発症後は発達が停滞する．
- 発症後早期の脳波は正常で，MRI にも異常を認めない．幼児期以降の脳波では様々な突発波を認めるが，Dravet 症候群に特異的な所見は知られていない．
- 1〜4 歳頃の間に様々なタイプの発作(ミオクロニー発作，非定型欠神発作，焦点発作など)が出現し，いずれも抗てんかん薬に抵抗性である．
- 失調様の運動の障害を認めることが多い．
- 70〜80% の症例に *SCN1A* 遺伝子の変異を認める．

〔Dravet C, Oguni H. Dravet syndrome (severe myoclonic epilepsy in infancy). *Handb Clin Neurol* 2013 ; **111** : 627-33. 〕

検査所見から Dravet 症候群を診断することは困難であり，あくまで臨床的な特徴から疑う必要がある．発症までの発達は正常であるが，発症後は発達が停滞する．また，徐々に失調様の運動障害や錐体路徴候などの神経症状が明らかになる．1〜4 歳頃の間には，ミオクロニー発作・非定型欠神発作・焦点発作などの様々なタイプの発作が出現する．これらの発作はいずれも抗てんかん薬に抵抗性である．幼児期以降の脳波では全般性多棘徐波複合や焦点性鋭波 / 棘波などの様々な突発波を認めるが，Dravet 症候群に特異的な所見は知られていない．5 歳を過ぎると発作の頻度はやや減少して，比較的安定した状態になるのが一般的である．

　Dravet 症候群は著しい治療抵抗性が特徴である．現在まで有効性が知られている抗てんかん薬はバルプロ酸とベンゾジアゼピン系抗てんかん薬であり，スチリペントール・臭化カリウム・トピラマートなども有効であるとされている．しかし，発作を抑制することは極めて困難である．

　Dravet 症候群では 70〜80% の症例に *SCN1A* 遺伝子の変異を認める[2]．*SCN1A* 以外にも *SCN1B*・*SCN2A*・*GABRG2* などの遺伝子変異が Dravet 症候群と関連することが知られている．現在これらの 4 つの遺伝子については，保険で検査が可能になっている．ただし，Dravet 症候群以外のてんかんでも *SCN1A* 遺伝子変異が関与していることが知られており[3]，Dravet 症候群の診断はあくまで臨床症状に基づいて行う必要がある．

Dravet 症候群と急性脳症

　Dravet 症候群の患児は他のてんかんの患児に比べて，死亡するリスクが高いことは以前から知られていた．Sakauchi らは日本における Dravet 症候群の早期死亡について質問紙調査を行い，623 例のうち 63 例が 13 か月から 24 歳までに死亡していることを報告している[4,5]．このうち 59 例について死因の解析が行われ，31 例が突然死，21 例がけいれん性てんかん重積状態を伴う急性脳症，6 例が溺水による死亡であると結論された．急性脳症で死亡した児では，死亡時の年齢は 3〜8 歳が多く 6 歳にピークを認めた（図 1）．これらの症例では発作が抑制されたにもかかわらず多臓器不全や播種性血管内凝固（DIC）の合併を 67% に認め，この点が Dravet 症候群の通常のけいれん性てんかん重積状態と大きく異なっていた．したがって，治療の遅れや不成功が死亡と関連しているとは考えにくい．

　Okumura らは Dravet 症候群に合併した急性脳症について，質問紙調査を行い 15 例の臨床像を報告している[6]．急性脳症が発症した年齢は中央値 3 歳 8 か月（範囲 8 か月〜15 歳）で 1〜4 歳の症例が 9 例であった．急性脳症は全例でけいれん性てんかん重積状態ではじまり，抗てんかん薬で発作

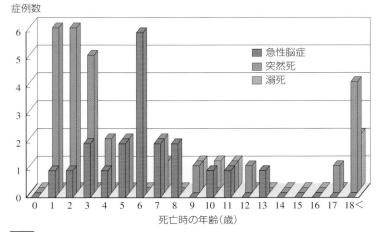

図1 Dravet 症候群の死因の年齢分布
〔Sakauchi M, Oguni H, Kato I, et al. Retrospective multiinstitutional study of the prevalence of early death in Dravet syndrome. *Epilepsia* 2011；**52**：1144-9.〕

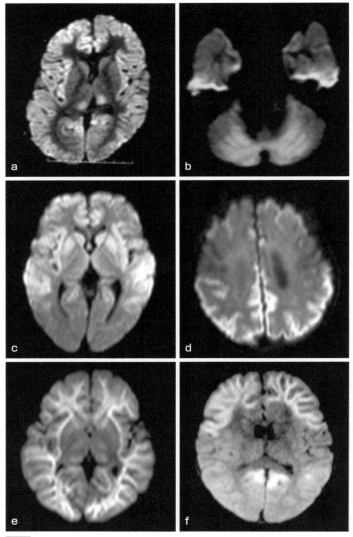

図2 Dravet 症候群に合併した急性脳症の頭部 MRI 拡散強調像
a・b：大脳皮質・視床・小脳半球に高信号域を認める.
c：前頭部から側頭部の大脳皮質・両側尾状核・レンズ核に高信号域を認める.
d：側頭部から頭頂後頭部の大脳皮質に高信号域を認める.
e：皮質下白質全体が高信号を呈している.
f：前頭部および後頭部内側が高信号を呈している.
〔Okumura A, Uematsu M, Imataka G, et al. Acute encephalopathy in children with Dravet syndrome. *Epilepsia* 2012 ; **53** : 79-86.〕

が抑制されたにもかかわらず深昏睡に陥っていた．異常言動を認めたり，二相性の経過をたどったりする症例は皆無であった．肝機能障害や血清 CK 値の上昇はまれでないが，高アンモニア血症を認めた症例はなかった．画像所見では皮質優位病変（時に深部灰白質病変を合併）を 5 例に，皮質下白質優位病変を 2 例に認めた（**図2**）．15 例の転帰は死亡 4 例・重度後障害 9 例であった．Tian らの 35 例の報告では[7]，急性脳症の発症年齢は中央値 3 歳 1 か月で，全例でけいれん性てんかん重積状態とそれに続く昏睡を認めた．急性期に MRI を実施した 11 例では，両側性の脳浮腫を 6 例に，片側性の脳浮腫を 5 例に認めた．12 例は死亡し，生存した 23 例すべてに後障害を認めた．このように Dravet 症候群に合併した急性脳症の予後は不良である．

これらの報告から，Dravet 症候群の患児においては発作が抑制されたにもかかわらず意識の回復が悪い場合には，急性脳症の合併を考慮する必要があると思われる．検査値の変化はある程度の時間が経過してから出現するため，急性脳症を診断するには意識障害などの神経学的所見が重要であろう．画像検査や脳波検査は有用である可能性があるが，十分に検討されていないため現時点ではその診断的意義は不明であるといわざるを得ない．

　Dravet 症候群に合併した急性脳症に対する治療については，現時点では特異的な方法は知られていない．けいれん性てんかん重積状態で発症するため発作の抑制を十分に行い，可能であれば持続脳波モニタリングを行って非けいれん性てんかん重積の有無を確認するのがよいと思われる．ステロイドパルス療法やガンマグロブリン大量療法については，その有効性の検討はなされておらず有用性は不明といわざるを得ない．脳低温・平温療法などの脳保護療法などについても報告がないが，今後検討されるべき治療であると思われる．

　なお，SCN1A 変異と急性脳症との関連を示唆するいくつかの報告がある．Kobayashi らは 15 例の急性脳症の既往のある小児に対して SCN1A 遺伝子を解析し，難治頻回部分発作重積型急性脳炎（AERRPS）の既往のある 1 例にミスセンス変異を見出している[8]．この症例は AERRPS の発症前には熱性けいれんやてんかん発作を認めていなかった．Saitoh らは 87 例の急性脳症の既往のある小児において SCN1A 遺伝子を解析し，3 例にミスセンス変異を見出した[9]．このうち 2 例は急性脳症の発症前にてんかん発作を有していたが，1 例は急性脳症の発症まで熱性けいれんやてんかん発作を認めていなかった．このように，SCN1A 変異はてんかんの有無にかかわらず急性脳症のリスクである可能性がある．

🔗 文献

1) Dravet C, Oguni H. Dravet syndrome（severe myoclonic epilepsy in infancy）. *Handb Clin Neurol* 2013；**111**：627-33.

2) Claes L, Del-Favero J, Ceulemans B, Lagae L, Van Broeckhoven C, De Jonghe P. De novo mutations in the sodium-channel gene SCN1A cause severe myoclonic epilepsy of infancy. *Am J Hum Genet* 2001；**68**：1327-32.

3) Miller IO, de Menezes MAS. SCN1A Seizure Disorders. In：Adam MP, Ardinger HH, Pagon RA, et al. eds. *GeneReviews®*［Internet］. Seattle（WA）：University of Washington, Seattle；1993-2022. 2007 Nov 29［updated 2019 Apr 18］.

4) Sakauchi M, Oguni H, Kato I, et al. Retrospective multiinstitutional study of the prevalence of early death in Dravet syndrome. *Epilepsia* 2011；**52**：1144-9.

5) Sakauchi M, Oguni H, Kato I, et al. Mortality in Dravet syndrome：search for risk factors in Japanese patients. *Epilepsia* 2011；**52**（Suppl 2）：50-4.

6) Okumura A, Uematsu M, Imataka G, et al. Acute encephalopathy in children with Dravet syndrome. *Epilepsia* 2012；**53**：79-86.

7) Tian X, Ye J, Zeng Q, et al. The clinical outcome and neuroimaging of acute encephalopathy after status epilepticus in Dravet syndrome. *Dev Med Child Neurol* 2018；**60**：566-73.

8) Kobayashi K, Ouchida M, Okumura A, et al. Genetic seizure susceptibility underlying acute encephalopathies in childhood. *Epilepsy Res* 2010；**91**：143-52.

9) Saitoh M, Shinohara M, Hoshino H, et al. Mutations of the SCN1A gene in acute encephalopathy. *Epilepsia* 2012；**53**：558-64.

第8章

その他の急性脳症

2 先天性副腎皮質過形成に伴う脳症の診断と治療

1. 先天性副腎皮質過形成に伴う脳症は先天性副腎皮質過形成において発熱や胃腸炎症状を契機に急性副腎不全に伴い発症する急性脳症である．脳症症状は非可逆で神経学的に後遺症を認めることが多い　推奨グレード該当せず

2. 発症時にはブドウ糖含有生理的食塩水の急速点滴投与，ステロイドパルス療法の実施を考慮してよい　推奨グレード C1

解説

概　念

先天性副腎皮質過形成において発熱や嘔吐下痢など急性胃腸炎症状を契機とする急性副腎不全に伴い発症する急性脳症で，迅速に治療を行っても比較的重篤な神経学的後遺症をきたしやすいのが特徴である[1~5]．

特　徴[2~4]

①先天性副腎皮質過形成の経過中に発症する．
②発熱や胃腸炎症状を契機とする急性副腎不全に伴いけいれんや意識障害で発症する．
③急性副腎不全の治療を行っても脳症症状は非可逆的で改善しない．
④ MRI 拡散強調像で脳に局所的ないし広範な高信号領域を認める．
⑤脳波で局所性ないし広汎性高振徐波や持続的な突発波の出現を認める．

診断に有用な検査

血液生化学検査として血糖，Na，Cl，K，ACTH，コルチゾール，アルドステロン，血清レニン活性を測定する[a,b]．
尿中 Na，K，Cre を測定する[a,b]．
拡散強調像 MRI，脳波検査を実施する[2~5]．

鑑別診断

低血糖性脳症，低酸素性虚血性脳症．

治　療

これまでのところ，治療に関するエビデンスのある論文は報告されていない．急性副腎不全の治

療を迅速かつ的確に行うこと，発症の契機になった感染症の治療を行うこと，遷延するけいれんの場合はその治療を行うなどの支持療法を行いながら全身管理を行っていくことが肝要である．急性脳症に対してはメチルプレドニゾロンパルス療法を用いる[3]．

■ 急性副腎不全の治療

①輸液：20 mL/kg の 5% ブドウ糖含有生理的食塩水を 1 時間で点滴投与し，その後は 24 時間かけて 60 mL/kg を点滴投与する[a]．

②静脈確保が不可能なら 50〜75 mg/m² ヒドロコルチゾンコハク酸エステルの筋肉内注射を行う[a]．静脈が確保されれば，メチルプレドニゾロン 30 mg/kg を 3 日連日投与する[3]．

🔗 参考にした二次資料

a）日本内分泌学会診療指針「副腎クリーゼを含む副腎皮質機能低下症の診断と治療に関する指針」作成委員会．副腎クリーゼを含む副腎皮質機能低下症の診断と治療に関する指針．日本内分泌学会雑誌 2015；**91**（Suppl）：1-78.
b）日本小児内分泌学会（性分化・副腎疾患委員会，マススクリーニング委員会），日本マススクリーニング学会，日本小児泌尿器科学会，日本内分泌学会，厚生労働省難治性疾患政策研究事業（副腎ホルモン産生異常に関する調査研究）．21- 水酸化酵素欠損症の診断・治療のガイドライン（2021 年改訂版）．http://www.j-endo.jp/uploads/files/news/20211102.pdf

🔗 文献

1）鞍嶋有紀，花木啓一，木下朋絵，長石純一，神崎　晋．先天性副腎過形成症の治療中にみられた中枢神経合併症（急性脳症・痙攣重積）の全国調査．ホルモンと臨床 2002；**50**：1165-9.
2）李　守永．先天性副腎皮質過形成に伴う脳症．小児内科 2013；**45**：390-3.
3）Abe Y, Sakai T, Okumura A, et al. Manifestations and characteristics of congenital adrenal hyperplasia-associated encephalopathy. *Brain Dev* 2016；**38**：638-47.
4）阿部裕一，山内秀雄．先天性副腎皮質過形成に伴う脳症．小児科学レクチャー 2012；**2**：918-24.
5）Lee S, Sanefuji M, Watanabe K, et al. Clinical and MRI characteristic of acute encephalopathy in congenital adrenal hyperplasia. *J Neurol Sci* 2011；**306**：91-3.

3 可逆性脳梁膨大部病変を有する軽症脳炎・脳症(MERS)の診断と治療

📋 推奨

1. 可逆性脳梁膨大部病変を有する軽症脳炎・脳症(MERS)は日本の小児急性脳症で2番目に高頻度(19%)である 　推奨グレード該当せず

2. 診断は比較的軽症で予後良好な神経症状と,特徴的な画像所見(脳梁膨大部の可逆性拡散能低下)による 　MRI検査の推奨グレードB

3. 治療は支持療法を基盤とする 　推奨グレードB

4. 現時点でエビデンスのある特異的治療・特殊治療は存在しない 　推奨グレードなし

5. 典型軽症例には,ステロイドパルス療法,ガンマグロブリン大量療法を必ずしも実施する必要はない 　推奨グレードC2

💬 解説

　MRI拡散強調像の普及に伴い脳梁膨大部の可逆性病変が,感染,抗てんかん薬の中断,高山病,川崎病,電解質異常(特に低ナトリウム血症),低血糖,X連鎖性Charcot-Marie-Tooth病などで検出され,可逆性脳梁膨大部病変症候群(RESLES)の名称が提案されている[1].なかでも神経症状が軽症で予後良好な脳炎・脳症は,可逆性脳梁膨大部病変を有する軽症脳炎・脳症(MERS)として報告されている[2~11].

診断

　MERSの診断基準を表1[c]に示す.急性脳症の全国実態調査[2,3](2014年4月～2017年10月の3年間)によると,MERSは日本の小児急性脳症のなかでけいれん重積型(二相性)急性脳症(AESD)(34%)に次ぎ2番目に頻度が高い(19%).明らかな男女差(男性59%)を認めず,発症平均年齢は5.6歳であり,学童・思春期にも多くみられる.MERSの先行感染病原体別ではインフルエンザ(22%)が最も多く,ロタウイルス(9%),ヒトヘルペスウイルス(HHV)-6/7(5%),ムンプス(3%)がこれに次ぐ.ロタウイルスの頻度が高いことと相まって「軽症胃腸炎に伴うけいれん」に伴いMERSを呈することがある.ムンプスワクチン接種後のMERSも報告されている[12].細菌感染症(4%)に伴うMERSでは尿路感染症,特に急性層状細菌性腎炎(AFBN)の頻度が高い[11].MERS 54症例の検討[3,4]では,神経症状発現は発熱を1病日として1～3病日が約70%である.神経症状の内訳は,異常言動・行動が54%(29/54例)と最多であり,以下けいれん33%,意識障害30%,頭痛24%,髄膜刺激症状6%などである.神経症状は,全例1か月(多くは10日)以内に消失する.

　本ガイドライン(第2章-1)によると,急性脳症は「JCS 20以上(GCS 11未満)の意識障害が急性

MERS の診断基準

［臨床像］

①発熱後 1 週以内に異常言動・行動，意識障害，けいれんなどを発症する.
②神経症状発症後 1 か月以内に後遺症なく回復する.
③他の神経疾患（急性散在性脳脊髄炎〈ADEM〉，けいれん重積型（二相性）急性脳症〈AESD〉，急性小脳炎など）を否定しうる.
④神経症状は 12 時間以上持続する（異常言動・行動は断続的でもよい）.

［画像所見］

①急性期に脳梁膨大部に拡散強調像で高信号を呈し，T1，T2 信号異常は比較的軽度である.
②病変は脳梁膨大部を含み，脳梁全体ないし対称性白質に拡大しうる.
③2 か月以内に消失し信号異常・萎縮を残さない.

［追記］

　臨床像④を満たさない症例（意識障害が 12 時間以内，異常言動・行動が断続的に 12 時間以内など）も同一スペクトラム（MERS spectrum）と考えられる.
　MRI 上の病変が脳梁（少なくとも膨大部を含む）に限局すれば MERS 1 型，脳梁に加え対称性白質病変（中心溝近傍の深部白質に好発し，白質全体に拡大しうる）を有すれば MERS 2 型とする.

〔厚生労働科学研究補助金 難治性疾患克服研究事業 重症・難治性急性脳症の病因解明と診療確立に向けた研究（研究代表者：水口 雅）平成 22 年度総括・分担研究報告書，2011. https://mhlw-grants.niph.go.jp/system/files/2010/103071/201024105A/201024105A0001.pdf を改変〕

に発症し，24 時間以上持続する」と規定されている. しかし，意識障害（レベルの低下）が MERS の主症状である場合は，より短い 12 時間以上の持続で診断しうる. MERS の神経症状として頻度の高いせん妄（異常言動・行動）は寛解増悪を繰り返すことが多く，必ずしも持続するわけではない. せん妄（異常言動・行動）が断続的に寛解増悪を繰り返しながらも 12 時間以上持続し，可逆性脳梁膨大部病変を有する場合 MERS と診断してよい. また，意識障害ないしせん妄（異常言動・行動）の持続時間が 12 時間以内の症例は，12 時間以上の症例と比べ臨床像・画像所見に差異はなかったと報告されている[13,14]. せん妄（異常言動・行動）の持続時間を 12 時間で区切ることはあくまで便宜上であり，同一スペクトラム（MERS spectrum）と考えられる.

　MERS は MRI 所見，特に拡散強調像に基づく臨床画像症候群であり，画像所見は重要である. 急性期の脳梁膨大部病変は，T2 強調像で高信号，T1 強調像で等信号ないしわずかに低信号を呈し，造影剤による増強効果は認めない[4,5]. 拡散強調像では著明な高信号を均一に呈し，みかけの拡散係数（ADC）は低下する. これらの変化は一過性であり，2 か月以内（72% で 1 週間以内）に消失する[5]. 脳梁のみ（膨大部ないし膨大部を含む脳梁）に病変を有する典型症例を MERS 1 型（図 1）[6]，脳梁（少なくとも膨大部を含む）に加え対称性白質（おもに中心溝周囲深部白質）に病変を有する症例を MERS 2 型（図 2）[15]と称する[8～11,16,17]. 経時的に MERS 2 型の画像所見から 1 型を経てすべての病変が消失する症例[8]からは，白質病変と脳梁膨大部病変では病変の時間的経過に差異がある. すなわち白質病変は脳梁病変に比べて消失しやすいことが示唆される. MERS の家族例・反復例が報告されており，一部の症例に遺伝学的背景が存在する可能性が指摘されていた[15]. MERS 2 型の家族例の全エクソーム解析の結果，共通する *MYRF* 遺伝子のミス変異 c.1208A>G（p. Gln403Arg）が同定された[18]. MYRF は中枢神経系においてはオリゴデンドロサイトに特異的に発現し，オリゴデンドロサイトの分化や維持，髄鞘関連遺伝子の発現調節などに関与している. *MYRF* 変異により，平常時には影響ないが感染や発熱時には軽度の機能低下が顕在化し，髄鞘が一時的に障害を受けると考えられる.

　MERS の診断には既知の疾患の除外が重要である. MERS と合致する画像所見を得ても小脳炎（ロタウイルスに多く，意識障害軽快後の無言・構音障害が特徴的）[19]，急性散在性脳脊髄炎（ADEM），AESD[20]，難治頻回部分発作重積型急性脳炎（AERRPS）などに進展することがありうるので，臨床症状・画像の詳細な観察が必要である.

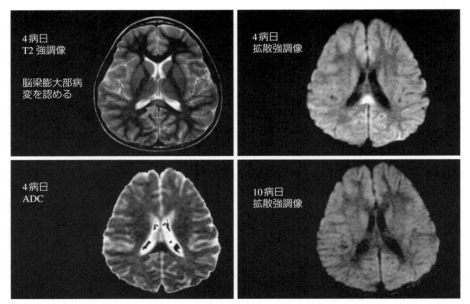

図1 MERS 1 型

7 歳女児，インフルエンザ A に伴う MERS．2 病日から意識障害，幻覚を認め，4 病日には症状軽快
した．4 病日の拡散強調像で脳梁膨大部高信号（ADC は低下）を認めるが，10 病日には消失した．
〔Takanashi J, Barkovich AJ, Yamaguchi K, Kohno Y. Influenza-associated encephalitis/encephalopathy with a revers-
ible lesion in the splenium of the corpus callosum: a case report and literature review. *AJNR Am J Neuroradiol*
2004 ; **25** : 798-802.〕

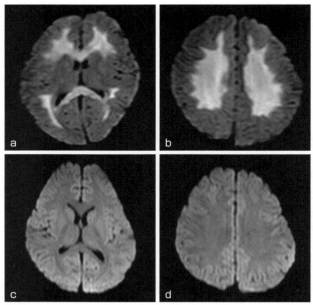

図2 MERS 2 型

学童女児．発熱，けいれん，意識障害．姉妹に同様のエピソードを
認め，のちに *MYRF* 遺伝子異常が判明．2 病日の拡散強調像（a, b）
で脳梁膨大部を含む広範な白質に高信号を認める．6 病日の拡散強
調像（c, d）で病変は消失している．
〔Imamura T, Takanashi J, Yasugi J, Terada H, Nishimura A. Sisters with clinical-
ly mild encephalopathy with a reversible splenial lesion（MERS）-like features;-
Familial MERS? *J Neurol Sci* 2010 ; **290** : 153-6.〕

表2 MERS の治療

1. 支持療法
インフルエンザ脳症ガイドライン[a]に記載されている支持療法を実施する.

2. 特異的治療
メチルプレドニゾロンパルス療法, ガンマグロブリン大量療法は患者の状態によって実施しうる. 症状が軽い場合には, メチルプレドニゾロンパルス療法に代えてデキサメタゾン投与, ないし特異的治療を実施しない選択肢もありうる.

治 療

　支持療法と特異的治療(**表2**)を行うが, エビデンスはない. 支持療法として心肺機能の評価と安定化, 中枢神経の評価と管理, 体温の管理などを実施する. MERS 54 症例の検討[5]では, 特異的治療としてステロイドが 16 例(10 例がメチルプレドニゾロンパルス療法, 6 例がデキサメタゾン)に, ガンマグロブリン大量療法が 8 例に実施されている. 一方 19 例(35%)は支持療法のみであった. この報告では治療の如何にかかわらず, 全例が後遺症なく改善している[5]. RESLES 22 例(うち MERS 6 例)の報告[14]では, メチルプレドニゾロンパルス療法が 7 例(うち MERS 6 例)に実施され 22 例全例が完全回復している. 急性脳症の全国実態調査[2,3]では, MERS 217 名中, 治癒が 94%, 軽度から中等度の後遺症が 4% とされるが, 具体的な治療内容は不明である.

　MERS 髄液の検討で IL-6, IL-10 の上昇(3/6 例), 8-ヒドロキシデオキシグアノシン(OHdG)(DNA 酸化ストレスマーカー)(4/6 例)が報告されている[21,22]. tau 蛋白(軸索マーカー), 神経細胞特異的エノラーゼ(NSE)は変化しない[21]. 髄液高サイトカインに対して, ステロイド, ガンマグロブリンが理論的に有効である可能性はある.

　いずれにせよ, 多くの MERS 症例の予後は, 治療内容にかかわらず良好である. しかし, MERS 診断前(MRI 実施前など)に脳症の特異的治療を開始する必要がある場合, ないし主治医が重篤と判断した場合はステロイドパルス療法, ガンマグロブリン大量療法を実施してかまわない. 一方で症状が軽い典型症例には, ステロイドパルス療法, ガンマグロブリン大量療法を必ずしも実施する必要はない. ステロイドパルス療法に代えてデキサメタゾン投与, ないし特異的治療を実施しない選択肢もありうる.

🔗 参考にした二次資料

a) 厚生労働科学研究費補助金(新興・再興感染症研究事業)「インフルエンザ脳症の発症因子の解明とそれに基づく発症前診断方法の確立に関する研究」班. インフルエンザ脳症ガイドライン [改訂版]. 2009. http://www.mhlw.go.jp/kinkyu/kenkou/influenza/hourei/2009/09/dl/info0925-01.pdf

b) 日本医療研究開発機構研究費(新興・再興感染症に対する革新的医薬品等開発推進研究事業)「新型インフルエンザ等への対応に関する研究」班. インフルエンザ脳症の診療戦略. 2018. https://www.childneuro.jp/uploads/files/about/influenzaencephalopathy2018.pdf

c) 厚生労働科学研究補助金 難治性疾患克服研究事業 重症・難治性急性脳症の病因解明と診療確立に向けた研究(研究代表者:水口 雅) 平成 22 年度総括・分担研究報告書, 2011. https://mhlw-grants.niph.go.jp/system/files/2010/103071/201024105A/201024105A0001.pdf

🔗 文献

1) Garcia-Monco JC, Cortina IE, Ferreira E, et al. Reversible splenial lesion syndrome(RESLES): what's in a name? *J Neuroimaging* 2011; 21: e1-e14.

2) 厚生労働科学研究費(難治性疾患政策研究事業)「良質なエビデンスに基づく急性脳症の診療確立に向けた体制整備」研究班. 平成 30 年度研究報告:急性脳症の全国実態調査(第二回. 平成 29 年度実施). 2019. https://encephalopathy.jp/nsurvey_data/h29_1.pdf [閲覧日:2022.11.4]

3) Kasai M, Shibata A, Hoshino A, et al. Epidemiological changes of acute encephalopathy in Japan based on national surveillance for 2014-2017. *Brain Dev* 2020; 42: 508-14.

4) Tada H, Takanashi J, Barkovich AJ, et al. Clinically mild encephalitis/encephalopathy with a reversible splenial lesion. *Neurology*

2004 ; **63** : 1854-8.

5) Takanashi J. Two newly proposed infectious encephalitis/encephalopathy syndromes. *Brain Dev* 2009 ; **31** : 521-8.

6) Takanashi J, Barkovich AJ, Yamaguchi K, Kohno Y. Influenza-associated encephalitis/encephalopathy with a reversible lesion in the splenium of the corpus callosum : a case report and literature review. *AJNR Am J Neuroradiol* 2004 ; **25** : 798-802.

7) Takanashi J, Barkovich AJ, Shiihara T, et al. Widening spectrum of a reversible splenial lesion with transiently reduced diffusion. *AJNR Am J Neuroradiol* 2006 ; **27** : 836-8.

8) Takanashi J, Imamura A, Hayakawa F, Terada H. Differences in the time course of splenial and white matter lesions in clinically mild encephalitis/encephalopathy with a reversible splenial lesion（MERS）. *J Neurol Sci* 2010 ; **292** : 24-7.

9) 多田弘子, 高梨潤一. MERS. 五十嵐　隆, 塩見正司, 編. 小児科臨床ピクシス 28. 急性脳炎・急性脳症. 東京 : 中山書店, 2011 : 184-7.

10) 多田弘子, 高梨潤一. 可逆性脳梁膨大部病変を有する軽症脳炎・脳症. 小児内科 2013 ; **45** : 366-70.

11) 多田弘子, 高梨潤一. 可逆性脳梁膨大部病変を有する軽症脳炎脳症 : up-to-date. 日本小児科学会雑誌 2019 ; **123** : 814-23.

12) Takanashi J, Shiihara T, Hasegawa T, et al. Clinically mild encephalitis with a reversible splenial lesion（MERS）after mumps vaccination. *J Neurol Sci* 2015 ; **349** : 226-8.

13) Takanashi J, Tada H, Kuroki H, Barkovich AJ. Delirious behavior in influenza is associated with a reversible splenial lesion. *Brain Dev* 2009 ; **31** : 423-6.

14) Kashiwagi M, Tanabe T, Shimakawa S, et al. Clinico-radiological spectrum of reversible splenial lesions in children. *Brain Dev* 2014 ; **36** : 330-6.

15) Imamura T, Takanashi J, Yasugi J, Terada H, Nishimura A. Sisters with clinically mild encephalopathy with a reversible splenial lesion （MERS）-like features ; Familial MERS? *J Neurol Sci* 2010 ; **290** : 153-6.

16) Yokoyama A, Saito Y, Kato F, Asai K, Maegaki Y, Ohno K. Transient encephalopathy with reversible white matter lesions : a case report. *Brain Dev* 2008 ; **30** : 434-6.

17) Okumura A, Noda E, Ikuta T, et al. Transient encephalopathy with reversible white matter lesions in children. *Neuropediatrics* 2006 ; **37** : 159-62.

18) Kurahashi H, Azuma Y, Masuda A, et al. *MYRF* is associated with encephalopathy with reversible myelin vacuolization. *Ann Neurol* 2018 ; **83** : 98-106.

19) Takanashi J, Miyamoto T, Ando N, et al. Clinical and radiological features of rotavirus cerebellitis. *AJNR Am J Neuroradiol* 2010 ; **31** : 1591-5.

20) Hatanaka M, Kashiwagi M, Tanabe T, Nakahara H, Ohta K, Tamai H. Overlapping MERS and mild AESD caused by HHV-6 infection. *Brain Dev* 2015 ; **37** : 334-8.

21) Miyata R, Tanuma N, Hayashi M, et al. Oxidative stress in patients with clinically mild encephalitis/encephalopathy with a reversible splenial lesion（MERS）. *Brain Dev* 2012 ; **34** : 124-7.

22) Kometani H, Kawatani M, Ohta G, et al. Marked elevation of interleukin-6 in mild encephalopathy with a reversible splenial lesion（MERS） associated with acute focal bacterial nephritis caused by Enterococcus faecalis. *Brain Dev* 2014 ; **36** : 551-3.

4 腸管出血性大腸菌（EHEC）感染症に併発する脳症の診断と治療

📋 推奨

1. 腸管出血性大腸菌（EHEC）感染症は，溶血性尿毒症症候群（HUS）発症と相前後して急性脳症を合併することがある．高頻度にみられる症状は，けいれんと意識障害である

　　　推奨グレード該当せず

2. 診断は臨床症状と画像診断に基づく．脳症を疑った段階で頭部画像検査（CT または MRI）　推奨グレード B　と脳波検査　推奨グレード B　を行う

3. 治療は支持療法を基盤とする　推奨グレード B

4. 特異的治療として，ステロイドパルス療法の実施を検討してもよい　推奨グレード C1

💬 解説

　腸管出血性大腸菌（EHEC）感染症に併発する脳症の診断と治療に関しては「溶血性尿毒症症候群の診断・治療ガイドライン」（総括責任者：五十嵐　隆，編集：溶血性尿毒症症候群の診断・治療ガイドライン作成班）[a]に準拠することが適当と考えられる．同ガイドラインの文献検索期間（2012 年 8 月まで）以降の資料を追加し，一部改変して記載する．

診　断

　EHEC 感染症は，溶血性尿毒症症候群（HUS）発症と相前後して急性脳症を合併することがある．高頻度にみられる症状は，けいれんと意識障害である．脳症を疑った（表 1 の Probable に該当した）段階で頭部画像検査（CT または MRI）と脳波検査を行う．

　脳症の診断は本ガイドライン（第 2 章 -1），「インフルエンザ脳症の診療戦略」[b]に準じた，「溶血性尿毒症症候群の診断・治療ガイドライン」[a]の診断基準（表 1）が適当と思われる．

1 EHEC 感染症における中枢神経症状と HUS

　EHEC 感染症は HUS とともに中枢神経系症状をしばしば合併する．中枢神経症状は，1970 年代以降は「腎以外の合併症」として HUS と別に取り扱われることが多くなった．しかし，実際に中枢神経症状を有する患者のほとんどが HUS を発症し，かつ重症である．HUS の診断基準を満たす以前に中枢神経症状が発症して死亡する症例も少数みられるが[1,2]，例外的である．中枢神経症状は HUS 発症よりわずかに遅れて（24～48 時間以内に）発症することが多い．HUS に中枢神経症状を合併する割合はおおよそ 10％ 前後であるが，報告により 3～30％ 以上と幅がある[3〜6]．

2 EHEC 感染症による脳症

　HUS の急性期の中枢神経症状は多彩である．けいれん（全身または部分けいれん），意識障害（昏睡または傾眠，幻覚など），片麻痺，除脳姿勢がみられ，とりわけ前二者は半数以上の患者に認め

表1 EHEC 感染症に併発する脳症の診断基準

Definite：EHEC 感染症の経過中，下記のいずれかに該当する場合
1) けいれんまたは意識障害を生じ，頭部 CT または MRI で異常所見(両側深部灰白質病変またはびまん性脳浮腫)がある．
2) 意識障害(Japan Coma Scale で II-10 以上，Glasgow Coma Scale で 13 点以下)が 24 時間以上持続する．
Probable：EHEC 感染症の経過中，けいれんまたは意識障害を生じた場合

〔溶血性尿毒症症候群の診断・治療ガイドライン作成班，編．溶血性尿毒症症候群の診断・治療ガイドライン．東京：東京医学社，2014.〕

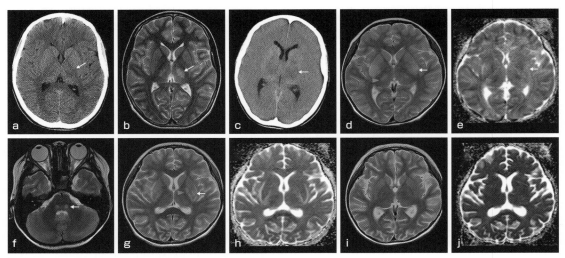

図1 EHEC O111 感染症に伴う急性脳症患者の CT，MRI

10 歳代男性の 1 病日 CT(a)，MRI T2 強調像(b)で視床腹側に病変(白矢印)を認める．2 病日の CT(c)では著明な脳浮腫，大脳白質(矢頭)，視床(白矢印)，淡蒼球(矢印)の低吸収を認める．
学童女児の 2 病日 MRI T2 強調像(d)で被殻(白矢印)，外包(矢印)，視床(矢頭)に高信号を認める．ADC map(e)で被殻(白矢印)，外包(矢印)の拡散能亢進，視床(矢頭)の拡散能低下を認める．同日の中小脳脚レベル T2 強調像(f)で橋背側に高信号(白矢印)を認める．6 病日 MRI T2 強調像(g)で外包(矢印)，被殻(白矢印)に加え新たに，左淡蒼球(矢頭)に高信号を認める．ADC map(h)で外包(矢印)の拡散能亢進，視床(矢頭)の拡散能低下を認める．2 か月後の T2 強調像(i)，ADC map(j)で脳萎縮を呈すが，明らかな脳病変を認めない．
〔Takanashi J, Taneichi H, Misaki T, et al. Clinical and radiological features of encephalopathy during 2011 *E. coli* O111 outbreak in Japan. *Neurology* 2014 ; **82** : 564-72.〕

られる[3,5,7,8]．意識障害の程度が強く(JCS で 20 以上，GCS で 11 未満)，持続が長い(24 時間以上)場合に急性脳症と確定診断できる．しかし，EHEC 感染症の存在が明らかであれば，神経学的所見(けいれんないし意識障害)に基づき早期に「脳症の疑い」と診断をして治療を開始する．脳症発症の予測因子として血清 sST2(可溶性 ST2)，血清 tau 蛋白の高値が報告されている[9,10]．

頭部画像検査(CT または MRI)と脳波検査が診断に有用である．頭部 CT・MRI は軽症例では異常を認めないが，重症例ではびまん性脳浮腫，両側深部灰白質病変(大脳基底核または視床)を呈することが多い(図1，2)[4,8,11〜14]．脳波検査では軽症例でも基礎波の異常(徐波化)を認め，重症例では徐波化の程度が強まるとともに，発作性異常波も出現する[15]．

病態生理は全身の志賀毒素および炎症性サイトカインによる脳血管の機能障害とりわけ透過性亢進(血液脳関門の破綻)が主で，これに脳内に入った志賀毒素の直接作用，急性腎障害による体液異

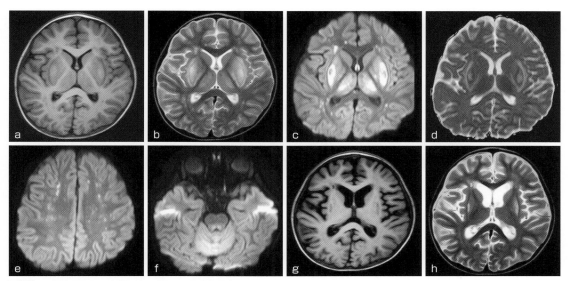

図2 幼児期男児，EHEC O157 による急性脳症

16 病日の MRI（a〜f）．T1 強調像（a）被殻に高信号，内包，外包に低信号を認める．T2 強調像（b）では被殻，内包，外包，視床に高信号を認める．拡散強調像（c，e，f）では被殻，視床，背側橋に高信号を，さらに大脳白質に散在性の高信号を認める．ADC マップ（d）で被殻，内包，外包の拡散能亢進，視床の拡散能低下を認める．54 病日の T1，T2 強調像（g，h）で被殻に嚢胞性病変を認める．

〔Ishida S, Yasukawa K, Koizumi M, et al. Excitotoxicity in encephalopathy associated with STEC O-157 infection. *Brain Dev* 2018；**40**：357-60.〕

常，電解質異常，循環動態異常（高血圧など）などが様々な比重で加味されるものと推測される[3,16,17]．

3 EHEC 感染症による脳梗塞

一部の HUS 患者は脳梗塞を合併する．発症時期は HUS の急性期から回復期まで様々で，片麻痺，失調，不随意運動などの神経学的局所症状を呈する．診断は頭部 CT・MRI による．CT・MRI では梗塞病変が描出され，小さなラクナ梗塞から大きな出血性梗塞まで多彩である[8,18,19]．病態生理は血栓性微小血管症（TMA）が主で，これに血小板減少による出血傾向や前述した諸要因が関与していると推測される．

EHEC 感染症に併発する脳症の治療

1 EHEC 感染症による脳症の支持療法

EHEC による脳症の治療の基本は，支持療法である．脳浮腫と発作（けいれん）の治療を目的とした，全身管理と中枢神経症状の治療を行う．全身管理により呼吸・循環を安定させ，必要に応じ透析療法などで体液異常を補正する．

2 EHEC 感染症による脳症の特異的治療

EHEC 感染症による脳症は予後不良のことが少なくなく，現時点では確立した治療法がない．

EHEC O111 感染症による脳症患者に対し，ステロイドパルス療法の有効性が示されている[8]．EHEC 感染症による脳症患者に対して，安全性を確認のうえ，同療法の実施を検討してもよい．

血漿交換（PE）療法の有効性を示すエビデンスは確立されていないが，脳症患者に対しては，安全性を確認のうえ，同療法の実施について検討してもよい．なお，同療法は十分な治療経験のある施設において実施することが望ましい．

1 EHEC 感染症による脳症の支持療法

a EHEC 感染症による脳症の治療において考慮すべき事項

　EHEC 感染症による脳症の症状は，発作（けいれん）と意識障害が主であり，重症例では，頭部画像検査（CT または MRI）でびまん性脳浮腫，両側深部灰白質病変（大脳基底核または視床）を呈することが多い．これらの病理・病態を補正する目的で支持療法が行われている．EHEC 感染症による脳症の治療法については，ランダム化比較試験や症例対照研究が過去に行われていないため，エビデンスレベルの高い治療法はない．しかし，基本的にはインフルエンザウイルスなどのウイルス感染症に伴う急性脳症と類似した治療戦略でよいと考えられる[b]．ただし，EHEC 感染症による脳症の場合，ほとんどの患者で HUS による急性腎障害を合併しているため，溢水や電解質異常，透析療法による薬物の血中濃度変動への配慮が必要となる．また，肝臓・心臓など他臓器の二次的な障害も生じうるが，インフルエンザ脳症の最重症例に比べればその程度は軽い．また，EHEC 感染症による脳症は，HUS の主要な死因である[20]．その一方で数週間にわたる長期の昏睡後に回復した患者の報告もあり[21,22]，積極的かつ持続的な治療を考慮する．

b EHEC 感染症による脳症の支持療法

　脳症の急性期治療の原則は，第一に全身状態の管理を強化することであり，第 4 章 -1，2 を参照されたい．常に呼吸・循環の状態を評価し，輸液，薬物療法，透析療法，呼吸器管理などで呼吸・循環を安定化させる．動脈血二酸化炭素分圧（$PaCO_2$）を正常域に保ち，体液量を適正に管理し，溢水・脱水を避ける．透析については「溶血性尿毒症症候群の診断・治療ガイドライン」[a] を参照されたい．体液組成（電解質・血糖）の異常があれば補正する．第二に中枢神経症状の治療であり，意識状態と発作（けいれん）をモニターする．発作（けいれん）に対する治療は，抗けいれん薬の静注を基本とする．ベンゾジアゼピン系薬剤（ジアゼパム，ミダゾラム）で抑制可能な患者が多いが，発作（けいれん）が群発または重積し，バルビツレート系薬剤（チオペンタール）の大量静注療法を要する難治例も一部にある．発作（けいれん）の再発予防のための抗けいれん薬（ジアゼパム，ミダゾラム，フェノバルビタール，フェニトイン・ホスフェニトインなど）は，血中濃度をモニターしながら投与する．また，低ナトリウム血症を含む電解質異常や低血糖による発作（けいれん）にも注意する．頭蓋内圧亢進に対しては，鎮静と高浸透圧療法（濃グリセリン・果糖）を行う．なお，マンニトールは腎排泄性の薬物であること，腎不全を増悪する危険性があることから，HUS を伴う脳症に対して推奨しない．重症例では頭蓋内圧モニタリングを考慮する．高体温がある場合，冷却して解熱を図る[b,3]．

2 EHEC 感染症による脳症の特異的治療

　EHEC 感染症による脳症に対する特異的治療としてステロイドパルス療法や PE などがあげられるが，その効果について検討されたものはほとんどが小規模であり，十分なエビデンスは得られていない．

a ステロイドパルス療法

　2011 年に富山県を中心として発生した EHEC O111 集団感染（86 名）では，HUS を 34 名に，脳症を 21 名に発症し，5 名が脳症により死亡している．急速に進行する脳症に対してメチルプレドニゾロンパルス療法が実施された．予後不良例（6 例，うち死亡 5 例）と予後良好例（15 例）との比較から，ステロイドパルス療法の有効性（Class III evidence）が示されている[8]．ステロイドパルス療法の有効性については，複数の続報がある[23〜25]．なお，この研究成果の発表前に策定された「溶血性尿毒症症候群の診断・治療ガイドライン」[a]では，脳症に対するステロイドパルス療法の推奨グレードは「該当せず」であった．本ガイドラインはステロイドパルス療法の有効性を示唆する研究成果[8,23〜25]を踏まえ，ステロイドパルス療法の実施を検討してもよいと記載した．一方で EHEC 感染症に対する副腎皮質ステロイドの投与について Perez らは，HUS に対してメチルプレドニゾロン 5

mg/kg/ 日の 7 日間経口投与はけいれんの予防や輸血の回避などの効果がないと報告している[26].

EHEC 感染症による HUS は，全身に TMA を引き起こす疾患であるが，EHEC 感染症による脳症患者の剖検では，脳組織における TMA の所見は目立たず，血管透過性亢進を示す血管周囲の血漿成分の漏出とそれに基づく脳浮腫が主体であった[c]．さらに，EHEC 感染症による脳症の病態には TNF-α や IL-6 などの炎症性サイトカインが強く関与している[16,17,23]．そのため，早期のステロイドパルス療法が脳症に対し有効であった可能性がある[8]．EHEC 感染症に対して行われた同療法による重大な副作用の報告はないが，EHEC 感染の重症化，血栓形成の助長，血圧上昇など HUS の病態下で同療法を実施することには十分な注意・観察が必要である．

EHEC 感染症による脳症はしばしば予後不良であり，脳症患者に対しては，安全性を確認のうえ，ステロイドパルス療法を検討してもよいと考えられる．同療法についてはさらなる治療経験の蓄積と詳細な解析が求められる．

ⓑ 血漿交換（PE）療法

血栓性血小板減少性紫斑病に対する PE 療法の有効性は確立しており，それに基づいて HUS の重症例（特に中枢神経合併症例）に対して PE 療法が実施されてきた．Dundas らは PE 療法が行われた成人 EHEC 感染症患者 16 名のうち 5 名が死亡（31%）し，実施しなかった 6 名のうち 5 名が死亡（83%）したことを報告した[27]．また，Nathanson らは，急性期に重度の中枢神経合併症を呈した HUS 患者 52 名のうち，特に神経症状が発現してから 24 時間以内の早期に PE 療法を実施した群と実施しなかった群の転帰を比較し，生命予後と後遺症に有意差があったと報告した[6]．Colic らは，O104：H4 による HUS 5 名に PE 療法を実施し，PE 療法の開始時期が早いほど LDH，血小板数などがより早期に改善し，全員に神経学的後遺症を認めなかったと報告した[28]．しかし，いずれも少数例での後方視的検討であり，同療法の効果や作用機序は明らかではない．さらに，PE 療法には溢水による肺水腫，血液製剤使用に伴う感染や高額な医療費などの問題がある．

PE 療法の有効性を示すエビデンスは確立されていないが，重症患者に対しては，安全性を確認のうえ，同療法の実施を検討してもよいと考えられる．なお，同療法については十分な治療経験のある施設において実施することが望ましい（「溶血性尿毒症症候群の診断・治療ガイドライン」[a]血漿交換療法の項を参照）．

ⓒ その他

2011 年ドイツ O104 集団感染において，EHEC 感染症の予後改善に抗 C5 モノクローナル抗体であるエクリズマブの有効性を支持する報告[29]が散見されたが，同集団感染におけるコホート研究（平均年齢 47.7 歳）では有効性は認められなかった[30]．中枢神経症状へのエクリズマブの有効性を示唆する続報[31]もあるが，逆にエクリズマブ投与群に神経学的後遺症の頻度が高いとも報告されている[32]．また，リコンビナントトロンボモジュリン製剤に関して，その補体制御や抗炎症作用から HUS に対する有効性を示唆する報告[33]があるが，少数例の検討であり，十分な評価がされていない．本剤の中枢神経症状への効果も明らかではない．これらの治療方法に関しては脳症に対する新たな治療戦略として今後のさらなる検討が必要と考えられる．

③ 回復期以降のフォローアップ

急性期を脱した患児では，退院の前後に頭部画像検査や脳波検査，必要に応じて発達検査を行い，異常の有無をチェックする．また，知能障害，高次脳機能障害，運動障害，てんかんなどの神経学的後遺症が残存した患児では，その治療やリハビリテーションを行う．しかし，退院時に後遺症がないと診断された患児でも，後になって学習障害や行動異常が顕在化することもあるため，精神発達面でも長期間のフォローアップが必要である．

🔗 参考にした二次資料

a）溶血性尿毒症症候群の診断・治療ガイドライン作成班，編．溶血性尿毒症症候群の診断・治療ガイドライン．東京：東京医学社，2014.

b）日本医療研究開発機構研究費（新興・再興感染症に対する革新的医薬品等開発推進研究事業）「新型インフルエンザ等への対応に関する研究」班．インフルエンザ脳症の診療戦略．2018．https://www.childneuro.jp/uploads/files/about/influenzaencephalopathy2018.pdf

c）厚生労働科学研究費補助金厚生労働科学特別研究事業．EHEC/O111 食中毒事例における疫学・細菌学・臨床的研究．平成 23 年度総括・分担研究報告書，2012．

🔗 文献

1) 赤司俊二，城　宏輔，辻　敦敏，ら．浦和市における病原大腸菌による出血性大腸炎の臨床像．日児誌 1991；**95**：2607-15．

2) Magnus T, Röther J, Simova O, et al. The neurological syndrome in adults during the 2011 northern German *E. coli* serotype O104 : H4 outbreak. *Brain* 2012；**135**：1850-9.

3) Siegler RL. Spectrum of extrarenal involvement in postdiarrheal hemolytic-uremic syndrome. *J Pediatr* 1994；**125**：511-8.

4) 古瀬昭夫．腸管出血性大腸菌による溶血性尿毒症症候群の中枢神経症状合併例の解析．日児誌 2006；**110**：919-25．

5) Sheth KJ, Swick HM, Haworth N. Neurologic involvement in hemolytic-uremic syndrome. *Ann Neurol* 1986；**19**：90-3.

6) Nathanson S, Kwon T, Elmaleh M, et al. Acute neurological involvement in diarrhea-associated hemolytic uremic syndrome. *Clin J Am Soc Nephrol* 2010；**5**：1218-28.

7) Bale JF Jr, Brasher C, Siegler RL. CNS manifestiations of the hemolytic-uremic syndrome. Relationship to metabolic alterations and prognosis. *Am J Dis Child* 1980；**134**：869-72.

8) Takanashi J, Taneichi H, Misaki T, et al. Clinical and radiological features of encephalopathy during 2011 *E. coli* O111 outbreak in Japan. *Neurology* 2014；**82**：564-72.

9) Yamada S, Shimizu M, Kuroda M, Inoue N, Sugimoto N, Yachie A. Interleukin-33/ST2 signaling contributes to the severity of hemolytic uremic syndrome induced by enterohemorrhagic *Escherichia coli*. *Clin Exp Nephrol* 2019；**23**：544-50.

10) Kuroda M, Shimizu M, Inoue N, et al. Serum tau protein as a marker of disease activity in enterohemorrhagic *Escherichia coli* O111-induced hemolytic uremic syndrome. *Neurochem Int* 2015；85-86：24-30.

11) Theobald I, Kuwertz-Bröking E, Schiborr M, Heindel W. Central nervous system involvement in hemolytic uremic syndrome（HUS）--a retrospective analysis of cerebral CT and MRI studies. *Clin Nephrol* 2001；**56**：S3-S8.

12) Steinborn M, Leiz S, Rüdisser K, Griebel M, Harder T, Hahn H. CT and MRI in haemolytic uraemic syndrome with central nervous system involvement : distribution of lesions and prognostic value of imaging findings. *Pediatr Radiol* 2004；**34**：805-10.

13) Donnerstag F, Ding X, Pape L, et al. Patterns in early diffusion-weighted MRI in children with haemolytic uraemic syndrome and CNS involvement. *Eur Radiol* 2012；**22**：506-13.

14) Ishida S, Yasukawa K, Koizumi M, et al. Excitotoxicity in encephalopathy associated with STEC O-157 infection. *Brain Dev* 2018；**40**：357-60.

15) Dhuna A, Pascual-Leone A, Talwar D, Torres F. EEG and seizures in children with hemolytic-uremic syndrome. *Epilepsia* 1992；**33**：482-6.

16) Shiraishi M, Ichiyama T, Matsushige T, et al. Soluble tumor necrosis factor receptor 1 and tissue inhibitor of metalloproteinase-1 in hemolytic uremic syndrome with encephalopathy. *J Neuroimmunol* 2008；**196**：147-52.

17) Shimizu M, Kuroda M, Sakashita N, et al. Cytokine profiles of patients with enterohemorrhagic *Escherichia coli* O111-induced hemolytic-uremic syndrome. *Cytokine* 2012；**60**：694-700.

18) Crisp DE, Siegler RL, Bale JF, Thompson JA. Hemorrhagic cerebral infarction in the hemolytic-uremic syndrome. *J Pediatr* 1981；**99**：273-6.

19) DiMario FJ Jr, Brönte-Stewart H, Sherbotie J, Turner ME. Lacunar infarction of the basal ganglia as a complication of hemolytic-uremic syndrome. MRI and clinical correlations. *Clin Pediatr*（*Phila*）1987；**26**：586-90.

20) Robson WL, Leung AK, Montgomery MD. Causes of death in hemolytic uremic syndrome. *Child Nephrol Urol* 1991；**11**：228-33.

21) Kahn SI, Tolkan SR, Kothari O, Garella S. Spontaneous recovery of the hemolytic uremic syndrome with prolonged renal and neurological manifestations. *Nephron* 1982；**32**：188-91.

22) Steel BT, Murphy N, Chuang SH, McGreal D, Arbus GS. Recovery from prolonged coma in hemolytic uremic syndrome. *J Pediatr* 1983；**102**：402-4.

23) Shimizu M. Pathogenic functions and diagnostic utility of cytokines/chemokines in EHEC-HUS. *Pediatr Int* 2020；**62**：308-15.

24) Ito M, Shiozaki A, Shimizu M, Saito S. Hemolytic-uremic syndrome with acute encephalopathy in a pregnant woman infected with epidemic enterohemorrhagic *Escherichia coli* : characteristic brain images and cytokine profiles. *Int J Infect Dis* 2015；**34**：119-21.

25) Hosaka T, Nakamagoe K, Tamaoka A. Hemolytic uremic syndrome-associated encephalopathy successfully treated with corticosteroids. *Intern Med* 2017；**56**：2937-41.

26) Perez N, Spizzirri F, Rahman R, Suarez A, Larrubia C, Lasarte P. Steroids in the hemolytic uremic syndrome. *Pediatr Nephrol* 1998；**12**：101-4.

27) Dundas S, Murphy J, Soutar RL, Jones GA, Hutchinson SJ, Todd WT. Effectiveness of therapeutic plasma exchange in the 1996 Lanarkshire *Escherichia coli* O157 : H7 outbreak. *Lancet* 1999；**354**：1327-30.

28) Colic E, Dieperink H, Titlestad K, Tepel M. Management of an acute outbreak of diarrhoea-associated haemolytic uraemic syndrome with early plasma exchange in adults from southern Denmark : an observational study. *Lancet* 2011；**378**：1089-93.

29) Lapeyraque A-L, Malina M, Fremeaux-Bacchi V, et al. Eculizumab in severe Shiga-toxin-associated HUS. *N Engl J Med* 2011；**364**：2561-3.

30）Menne J, Nitschke M, Stingele R, et al. Validation of treatment strategies for enterohaemorrhagic *Escherichia coli* O104 : H4 induced haemolytic uraemic syndrome : case-control study. *BMJ* 2012 ; **345** : 4565.

31）Percheron L, Gramada R, Tellier S, et al. Eculizumab treatment in severe pediatric STEC-HUS : a multicenter retrospective study. *Pediatr Nephrol* 2018 ; **33** : 1385-94.

32）Monet-Didailler C, Chevallier A, Godron-Dubrasquet A, et al. Outcome of children with Shiga toxin-associated haemolytic uraemic syndrome treated with eculizumab : a matched cohort study. *Nephrol Dial Transplant* 2020 ; **35** : 2147-53.

33）Honda T, Ogata S, Mineo E, et al. A novel strategy for hemolytic uremic syndrome : successful treatment with thrombomodulin α. *Pediatrics* 2013 ; **131** : e928-33.

索　引

索引

和文

欧文

小児急性脳症診療ガイドライン 2023　ISBN978-4-7878-2566-7

2023 年 1 月 1 日　初版第 1 刷発行
2024 年 6 月 7 日　初版第 2 刷発行

小児急性脳症診療ガイドライン 2016
2016 年 8 月 1 日　初版第 1 刷発行
2018 年 6 月 6 日　初版第 3 刷発行

監　　修	一般社団法人　日本小児神経学会
編　　集	小児急性脳症診療ガイドライン改訂ワーキンググループ
発 行 者	藤実彰一
発 行 所	株式会社　診断と治療社
	〒 100-0014　東京都千代田区永田町 2-14-2　山王グランドビル 4 階
	TEL:03-3580-2750(編集)　03-3580-2770(営業)
	FAX:03-3580-2776
	E-mail:hen@shindan.co.jp(編集)
	eigyobu@shindan.co.jp(営業)
	URL:http://www.shindan.co.jp/
印刷・製本	広研印刷 株式会社